BIRGIT SCHLEPÜTZ, HERZ *IN* TAKT DEFI-LIGA E.V. (HRSG.)

Gut leben mit dem
Defibrillator

Wie der neue Alltag mit dem Defi gelingt
Alles, was Sie wissen müssen

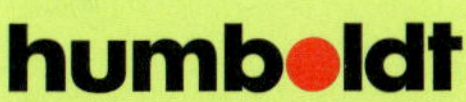

VORWORT

Liebe Leserinnen und Leser,

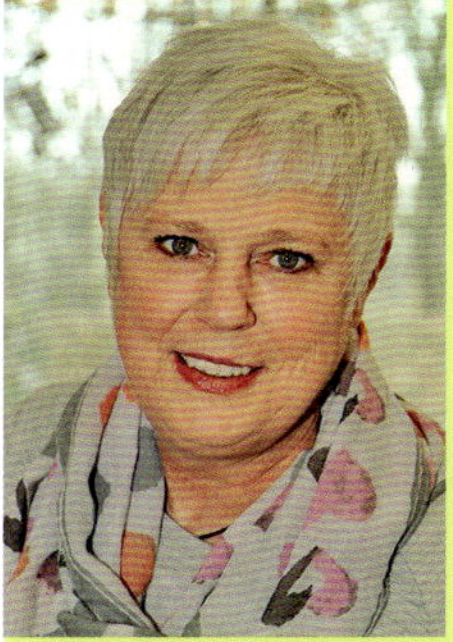
Angelika Däne

insgeheim wünschen wir uns wohl alle, dass wir in unserem Leben möglichst viele glückliche und freudvolle Erfahrungen machen dürfen. Für Menschen mit einem Defibrillator verschieben sich jedoch die Koordinaten für Glück und Freude oft von jetzt auf gleich. Plötzlich rücken medizinische, soziale und existenzielle Fragen in den Vordergrund.

Auf diese Fragen wollen wir in diesem Buch eingehen. Es ist in mehrfacher Hinsicht ein Herzensprojekt: In ihm stecken die gelebten Erfahrungen von Menschen mit Defibrillatoren, das gebündelte Expertenwissen aus vielen Disziplinen sowie praktische Einsichten aus über 25 Jahren Selbsthilfearbeit. Dieses Buch will Ihnen dabei helfen, Ihr Gelebtes, Erfahrenes und Empfundenes besser zu verstehen – damit Sie Ihre neue Lebenssituation einschätzen und einen individuellen Weg für Ihren Alltag und Ihr weiteres Leben entwickeln können.

Das Leben wieder aktiv in die Hand zu nehmen: Mit diesem Ziel wurde 1992 die HERZ *IN* TAKT Defi-Liga e.V. gegründet. Vorrangig ging es in der „Defi-Liga" darum, den Erfahrungsaustausch von Patienten zu ermöglichen. In einer Zeit, in der die Implantation eines lebensrettenden technischen Gerätes und die medizinische Aufklärung darüber weitgehend empathiefrei vermittelt wurden, war das bitter nötig. „Sie brauchen einen Defibrillator, sonst sterben Sie" wird zwar heute wohl niemand mehr sagen, an der Tragweite dieser Botschaft hat sich indes nichts geändert. Vielen Betroffenen gleitet in solchen Momenten das Leben aus den Händen und ihre Zukunft erscheint ihnen von einem Augenblick auf den anderen wie ein grenzenloses Nichts.

Wenn Sie dieses Buch in Händen halten, wissen Sie vermutlich noch genau, wie es Ihnen ging, als Sie Ihren Defibrillator erhielten: „Will ich das überhaupt? Kann ich damit normal leben? Kann ich meinen Beruf weiter ausüben? Hält meine Beziehung das aus?“ Medizinische und technische Antworten waren schnell gefunden. Doch wer kümmerte sich um das persönliche Gespräch? „Wer antwortet mir? Wer nimmt sich Zeit für mich? Wer versteht mich und wer hält mich?“ Früher fehlte für diese Fragen das breite Bewusstsein. Hinzu kam, dass die Scheu, über Ängste zu sprechen, größer war.

Wir, die „Defi-Liga“, wollten diese Lücke schließen und haben offenbar ein Vakuum gefüllt. Seit unserer Gründung 1992 sind wir immer weiter gewachsen und mittlerweile über die Region Westfalen hinaus die größte Selbsthilfegruppe für Menschen mit Defibrillator. Wir sind als Verein organisiert, bundesweit mit anderen Gruppen vernetzt und haben Ansprechpartner in ganz Deutschland. Durch viele Telefonate, Briefe, E-Mails, regelmäßige Treffen, Jahrestagungen und zahllose private Gespräche spüren wir damals wie heute: Das persönliche Gespräch und das Wissen über den „Alltag mit Defibrillator“ tut vielen einfach gut. Wir würden uns deshalb freuen, wenn dieses Buch Ihnen eine Alltagshilfe und ein Nachschlagewerk wird, sodass Sie Ihr Leben mit dem Defibrillator noch lange positiv leben, erfahren und empfinden können.

Danke!

Wir danken allen Betroffenen und deren Angehörigen, die sich dazu bereit erklärt haben, ihre persönlichen Erfahrungen und Empfindungen als Zitate zu veröffentlichen und auf diese Weise zu teilen. Unser Dank gilt ebenfalls dem medizinischen Beirat der HERZ *IN* TAKT Defi-Liga e.V. sowie allen Medizinern und Experten, die uns zum Teil seit Jahren bei unserer Arbeit unterstützen und dieses Buch mit kurzen Wortbeiträgen bereichern: Dr. med.

Christian Fechtrup, Dr. med. Olaf Heinemann-Vechtel, Dr. med. Sven Kaese, Dr. med. Gregor Kerckhoff, PD Dr. med. Julia Köbe, Rolf Möllmann, Prof. Dr. med. Matthias Paul, Dr. med. Shahram Ramtin, Dr. med. Florian Reinke, Thorsten Schippmann, Dr. Bettina Stankoweit-Schmidt, Prof. Dr. med. Jörg Stypmann, PD Dr. med. Stephan Zellerhoff. „Danke" sagen wir auch der Autorin Birgit Schlepütz, die die Arbeit der „Defi-Liga" seit 2014 begleitet.

Insbesondere gebühren unser Dank und unsere Hochachtung der IKK classic. Dort war man sofort vom Nutzen und der Notwendigkeit dieses Buches überzeugt und hat es nach Kräften unterstützt. Ohne die IKK classic und den humboldt Verlag, die von Beginn an von der Relevanz des Themas überzeugt waren, hätte dieses Herzensprojekt nicht realisiert werden können.

Mein ganz persönlicher Dank geht an die Mitglieder unseres Vorstands, die sich meist seit vielen Jahren ehrenamtlich engagieren. Ohne unsere gute Zusammenarbeit stünden wir heute nicht dort, wo wir sind. Auch in ihrem Namen wünsche ich Ihnen allen nun viel Freude beim Lesen.

Herzlichst

Angelika Däne
Mitglied der Defi-Liga seit 1998
Erste Vorsitzende seit 2010

GELEITWORT

Implantierbare Defibrillatoren retten Leben!

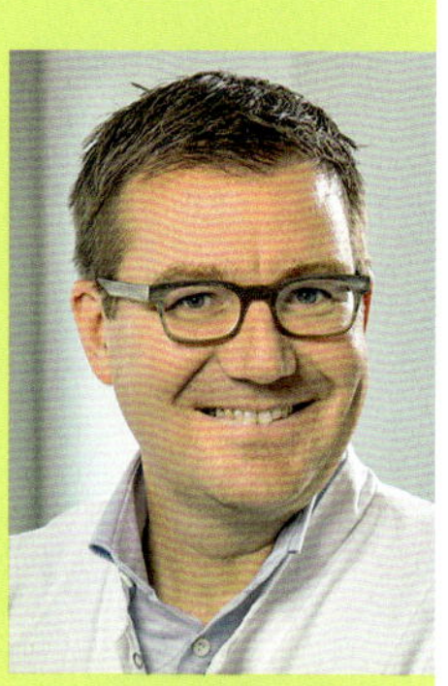

Dr. med. Florian Reinke

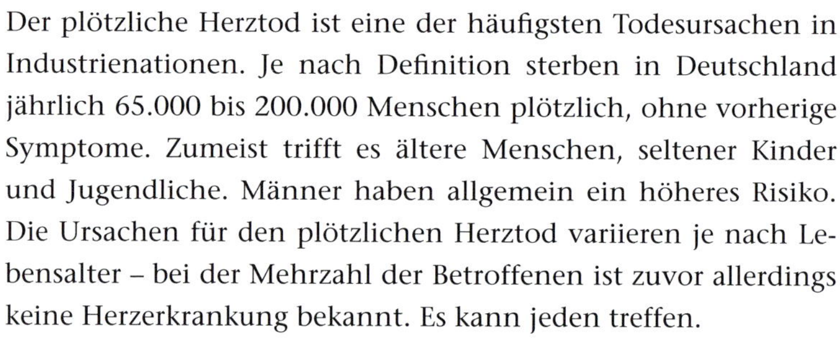

Der plötzliche Herztod ist eine der häufigsten Todesursachen in Industrienationen. Je nach Definition sterben in Deutschland jährlich 65.000 bis 200.000 Menschen plötzlich, ohne vorherige Symptome. Zumeist trifft es ältere Menschen, seltener Kinder und Jugendliche. Männer haben allgemein ein höheres Risiko. Die Ursachen für den plötzlichen Herztod variieren je nach Lebensalter – bei der Mehrzahl der Betroffenen ist zuvor allerdings keine Herzerkrankung bekannt. Es kann jeden treffen.

Vor mehr als vierzig Jahren entwickelte Mieczysław „Michel" Mirowski (1924–1990) die Idee, Patienten mit einem implantierbaren Defibrillatorsystem (ICD) vor dem plötzlichen Herztod zu schützen. Im Februar 1980 wurde schließlich in Baltimore, USA, nach vielen Jahren Entwicklung das erste Defibrillatorsystem implantiert. Seinerzeit gab es viele Kritiker, die aber sehr bald die Effektivität des Systems und seinen Nutzen anerkennen mussten.

In den Folgejahren wurden ICD-Systeme stetig weiterentwickelt. Ihre Funktionalität wurde intelligenter, ihre Aggregate kleiner und ihre Implantationstechnik so vereinfacht, dass sogar Eingriffe in örtlicher Betäubung möglich wurden. Mit der Implementierung der Herzschrittmacherfunktion sowie der Verwendung mehrerer Elektroden eröffnete sich zudem die Möglichkeit, die Therapie der Herzschwäche deutlich zu erweitern und damit die Lebensprognose vieler Patienten entscheidend zu verbessern.

30 Jahre nach der Erstimplantation eines ICD-Systems wurde in Münster das erste subkutane System Deutschlands implantiert, der S-ICD. Ein enormer Entwicklungsschritt, denn trotz fortlaufend optimierter Technologie sind Elektrodendefekte von

herkömmlichen ICD-Systemen, deren Elektroden über Blutgefäße im Herzen positioniert werden, weiterhin ein relevantes Problem. Hierdurch werden mitunter größere operative Eingriffe erforderlich, die mit entsprechenden Risiken und Krankenhausaufenthalten einhergehen. Insbesondere für jüngere Patienten, die viele Jahre mit einem ICD leben, ist dies von hoher Relevanz. Gerade für sie ist ein S-ICD, der keinen Kontakt zum Herzen bzw. zu den Blutgefäßen hat, die bessere Option. Jüngst haben wissenschaftliche Daten die Gleichwertigkeit des S-ICD gegenüber dem herkömmlichen System bestätigt. Durch die konsequente Weiterentwicklung in den vergangenen zehn Jahren liegt die Rate an inadäquaten Schockabgaben beim S-ICD deutlich unter den bislang bekannten Werten.

Das Leben mit dem Defibrillator kann zu weitreichenden Änderungen im Alltag führen, selbst wenn dieser eigentlich so weitergestaltet werden kann wie vor der Implantation. Diese Änderungen betreffen den ICD-Träger selbst, aber auch dessen direkte Angehörige und Freunde. In Einzelfällen ergeben sich durch den ICD auch Umstellungen im Berufsalltag. Es ist mitunter nicht leicht, sich als Patient oder Angehöriger diesen Herausforderungen zu stellen. Eine große Rolle spielt hierbei, ob eine Implantation geplant vorgenommen wird – was mit der Möglichkeit einhergeht, sich im Vorfeld umfassend gedanklich mit der Thematik auseinanderzusetzen – oder ob die Implantation kurzfristig nach einem relevanten Ereignis, etwa einem überlebten plötzlichen Herztod, erfolgte.

Diese erforderlichen Anpassungen und Neuerungen im Leben, gerade im Umgang mit einer vielleicht neudiagnostizierten Herzerkrankung, können zu psychischen Belastungen und Ängsten führen, denen sich Patienten und deren Angehörige stellen müssen. Angst ist eine natürliche Reaktion des Körpers auf Neues und Ungewohntes. Wird sie zu übermächtig, engt sie ein. Eine gute Auseinandersetzung mit dem ICD gelingt nur durch umfassende Informationen. Diese werden in erster Linie durch die betreuenden Kardiologen weitergegeben. Weitergehende Erläuterungen und Aufklärung bieten entsprechende Literatur und natürlich auch digitale Medien, die je nach Quelle immer kritisch zu prüfen sind.

Eine wichtige Rolle spielt in diesem Zusammenhang der Austausch mit anderen Patienten, die besser als jede Broschüre oder jeder Artikel persönliche Erfahrungen vermitteln und so Unsicherheiten beseitigen können. Patientenselbsthilfegruppen wie die HERZ *IN* TAKT Defi-Liga e.V. leisten hier seit vielen Jahren einen immensen Beitrag. Im Rahmen regelmäßiger Treffen oder der mehrtägigen Jahrestagung tauschen Betroffene untereinander aber auch mit Experten Informationen und Erfahrungen aus. Diese Art der praktischen Lebenshilfe, der gegenseitigen emotionalen Unterstützung und Motivation ist beispielslos. Viele Patienten und ihre Angehörigen sowie die Kardiologen in Kliniken und Praxen sind dankbar für die dort geleistete, ehrenamtliche Arbeit.

Aus diesem Engagement resultiert das vorliegende Buch, das dem Leser einen weitergehenden Einblick in die Defibrillatortherapie, Unterstützung im Alltag und viele hilfreiche Hinweise geben soll. Der Autorin, die die HERZ *IN* TAKT Defi-Liga e.V. seit vielen Jahren begleitet und sehr gut kennt, gilt besonderer Dank. Vor Ihnen liegt ein Werk, das anders als andere Texte den Bedürfnissen der ICD-Patienten und deren Angehörigen gerecht wird und hoffentlich viele Jahre aktuell bleibt.

Dr. med. Florian Reinke

Leitender Oberarzt in der Klinik für

Kardiologie II: Rhythmologie am Universitätsklinikum Münster

WENN DAS HERZ AUS DEM TAKT GERÄT

Dieses Kapitel liefert Ihnen allgemeine Informationen darüber, wie Ihr Herz funktioniert und welche Arten von Störungen es gibt. Zudem erfahren Sie, wie sich ein Defibrillator und ein Herzschrittmacher voneinander unterscheiden und welche Funktionen sie jeweils erfüllen.

Vom Herzschlag zum Kammerflimmern

Der plötzliche Herztod (PHT) ist in den westlichen Industrienationen eine häufige Todesursache. Laut dem Deutschen Zentrum für Herz-Kreislauf-Forschung e.V. sterben in Deutschland jährlich 65.000 Menschen daran. Das entspricht jedem fünften Todesfall, der durch Herz-Kreislauf-Erkrankungen verursacht wird.[1] Aus vielen wissenschaftlichen Forschungen über den plötzlichen Herztod[2] weiß man heute, dass

- das Risiko mit fortschreitendem Alter steigt,
- Männer deutlich gefährdeter sind als Frauen,
- die meisten Betroffenen unter einer Herzerkrankung litten, die bis dahin nicht erkannt war,
- die Grunderkrankungen, die den plötzlichen Herztod auslösen, mit dem Alter variieren.

Bei jüngeren Menschen sind Herzmuskelerkrankungen, elektrische Störungen, Herzmuskelentzündungen, Drogenanhängigkeit und angeborene Herzfehler wichtige Ursachen. Zwar sind auch Menschen jenseits des 40. Lebensjahres von Herzmuskel- oder Klappenerkrankungen betroffen, doch in höherem Alter spielen die koronare Herzerkrankung (KHK) und die Herzschwäche die weitaus wichtigere Rolle als Ursache für einen plötzlichen Herztod.

Auch wenn in diesem Kapitel Fachbegriffe fallen: Um im Verlauf des Buches besser zu verstehen, wo Ihre Herzprobleme liegen und was ein Defibrillator kann, helfen zunächst ein paar Grundkenntnisse rund um den menschlichen Herzschlag. Die Ausführungen sind so einfach wie möglich gehalten und beschränken

1 www.dzhk.de/herz-kreislauf-erkrankungen/ploetzlicher-herztod/

2 Prof. Dr. med. Thomas Meinertz: Plötzlicher Herztod: Wer ist gefährdet? in: Informationsschriften der Deutschen Herzstiftung: 02_DHS_BR17_Ploetzlicher_Herztod.pdf

sich auf Begriffe, die Ihnen sowohl in diesem Buch als auch im Gespräch mit Medizinern immer wieder begegnen werden. Gehen wir's also an:

Der menschliche Herzschlag wird durch ein elektrisches Erregungssystem gesteuert, dessen natürlicher „Schrittmacher" der Sinusknoten ist. Von dort aus setzt sich die Erregung bis zum Atrioventrikularknoten fort. Er befindet sich im Grenzbereich zwischen Herzvorhof (Atrium) und Herzkammer (Ventrikel) und leitet die Signale weiter an das HIS-Bündel. Als einzige echte Verbindung zwischen den Vorhöfen und den Herzkammern sorgt es

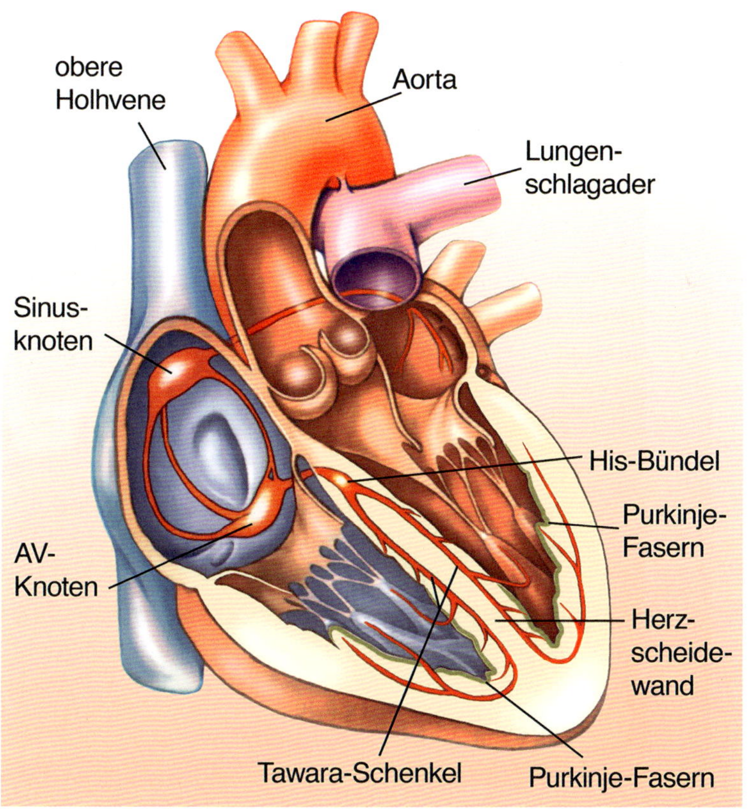

Damit das Herz einmal schlägt, läuft eine elektrische Erregung Schritt für Schritt vom Sinusknoten bis zu den Purkinje-Fasern. Die Grafik zeigt alle Beteiligten an der Erregungsleitung des menschlichen Herzens.

dafür, dass die Erregung an den Kammerschenkeln (Tawara-Schenkel) entlang bis zu den Purkinje-Fasern an der unteren Spitze des Herzmuskels weitergeleitet werden kann.

Bei einer normalen Herzfrequenz schlägt das Herz 60–80 Mal pro Minute.

Weil der Sinusknoten den menschlichen Herzrhythmus aufbaut, bezeichnet man diesen auch als **Sinusrhythmus**. Die Druckwelle, die das Blut erzeugt, wenn es vom Herzen aus durch Ihren Körper gepumpt wird, können Sie als **Pulsschlag** fühlen und messen. In den meisten Fällen ist Ihr Pulsschlag identisch mit Ihrer **Herzfrequenz**. Sie gibt an, wie oft Ihr Herz tatsächlich binnen einer Minute schlägt. Da es auch „blinde" Herzschläge gibt, die keine Druckwelle und damit keinen Pulsschlag erzeugen, lässt die Herzfrequenz genauere Aussagen über Herzrhythmusstörungen zu. Bei einem normalen Sinusrhythmus schlägt Ihr Herz 60–80 Mal pro Minute. Ist das elektrische System Ihres Herzens gestört, steigt oder sinkt diese Schlagzahl.

Zu den typischen Symptomen, die auf eine Tachykardie hindeuten, gehören Kurzatmigkeit, Schwindel, plötzliches Schwächegefühl, Flattern im Brustkorb, Benommenheit bis hin zur Ohnmacht.

Schlägt Ihr Herz zu schnell, sprechen Mediziner ab einer Herzfrequenz von etwa 100 Schlägen pro Minute von einer **Tachykardie**. Betrifft eine Tachykardie die Vorhöfe, bezeichnet man sie als **atriale Tachykardie**. Dazu zählt zum Beispiel das Vorhofflimmern, von dem sehr viele Menschen betroffen sind – das aber isoliert betrachtet nicht lebensbedrohlich ist. Anders ist dies bei Tachykardien mit Ursprung in der Herzkammer. Eine solche Herzrhythmusstörung nennt man v**entrikuläre Tachykardie (VT).** Sie ist gefährlich und kann je nach Herzfrequenz zum plötzlichen Herztod führen. Pumpen die Herzkammern zum Beispiel über 170 Mal in der Minute, spricht man von einer **Kammertachykardie.** Sind einzelne Herzschläge im EKG nicht mehr voneinander abzugrenzen, spricht man von **Kammerflimmern,** was lebensbedrohlich ist und unbehandelt bereits nach kurzer Zeit zum plötzlichen Herztod führt. Genau für diesen Fall tragen Sie Ihren Defibrillator. Er kann Tachykardien erkennen, einen elektrischen Schock absetzen und damit das rasend schnelle und unkoordinierte Zucken der Ventrikel unterbrechen. Erst durch die Therapieabgabe des Defibrillators hat Ihr Herz überhaupt die Chance, nach wenigen Sekunden des Stillstands wieder in einen guten Rhythmus zurückzufinden.

Hätten Sie's gewusst?

Wie jeder andere Körpermuskel ist auch das Herz auf einen elektrischen Impuls angewiesen, damit es sich zusammenziehen kann. Bei allen anderen Körpermuskeln erfolgt dieser Impuls über Nerven. Das Herz arbeitet aber unabhängig von einer Steuerung der Nerven. Dies ist möglich, weil die speziellen Muskelzellen des Herzens innerhalb Ihres Körpers ein ganz eigenes Erregungssystem aufbauen und weiterleiten. Fällt der Sinusknoten als natürlicher Schrittmacher aus oder wird die Erregung nicht auf die Atrien weitergeleitet, kann der AV-Knoten diese Funktion übernehmen. Man bezeichnet ihn deshalb auch als sekundäres Erregungsbildungszentrum. Komplette Unterbrechungen in der Erregungsleitung werden wiederum als Block beschrieben. So kommt es zum Beispiel zu einem totalen Herzblock, wenn die Erregungsleitung von den Vorhöfen zu den Kammern nicht mehr stattfindet. Ein Rechts- oder Linksschenkelblock liegt wiederum vor, wenn die Erregungsleitung von einem Tawara-Schenkel zu den Purkinje-Fasern unterbrochen ist.

Defibrillator und Schrittmacher – wo liegt der Unterschied?

Ein Herzschrittmacher sorgt für einen regelmäßigen Herzschlag, während der Defibrillator lebensbedrohliche Rhythmusstörungen durch die Abgabe von Elektroschocks therapiert.

„Kenne ich. So einen hat meine Mutter auch." – Solche oder ähnliche Reaktionen haben Sie vielleicht auch schon erlebt, wenn Sie von Ihrem Defibrillator erzählt haben. Oft stellt sich dann aber heraus, dass die erwähnten Personen keinen Defibrillator, sondern einen Herzschrittmacher tragen. Diese Systeme unterscheiden sich grundlegend in ihren Funktionen. Zwar geben beide elektrische Impulse ab, doch dann hören die Gemeinsamkeiten auch schon auf. Denn ein Schrittmacher löst mit seinen elektrischen Impulsen einen Herzschlag aus und wird deshalb bei einer Bradykardie eingesetzt – einer zu langsamen Herzfrequenz. Das Herz pumpt dann nicht richtig und braucht für einen regelmäßigen Rhythmus elektrische Hilfe. Ein Schrittmacher kann auf eine bestimmte Herzfrequenz programmiert werden, sodass er mit seinen Impulsen für einen ausreichend schnellen Herzschlag sorgt.

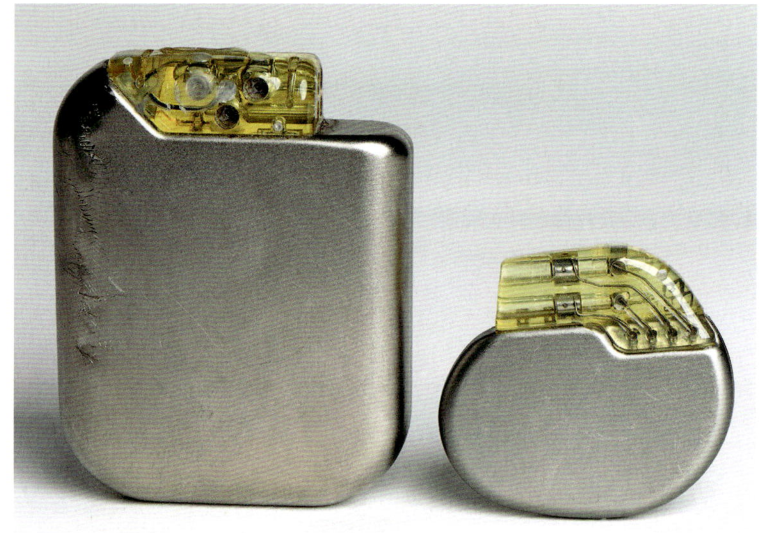

Zwei medizinische Errungenschaften mit verschiedenen Zielen: Der Defibrillator (links) beendet schnelle und lebensbedrohliche Rhythmusstörungen in den Herzkammern. Der wesentlich kleinere Schrittmacher (rechts) löst Herzschläge aus und therapiert zu langsame und/oder unregelmäßige Herzfrequenzen.

Diese Impulse werden nicht wahrgenommen und verbessern die Lebensqualität spürbar.

Die Hauptfunktion des Defibrillators ist eine andere: Er erkennt selbstständig viel zu schnelle und lebensbedrohliche Rhythmusstörungen in den Herzkammern (ventrikuläre Tachykardien) und beendet diese – entweder durch einen starken elektrischen Impuls oder durch eine Überstimulation mit nicht wahrnehmbaren elektrischen Impulsen, die denen eines Herzschrittmachers ähneln. Der Elektroschock wird von Betroffenen oft mit einem Tritt vor die Brust verglichen, der sie wie aus heiterem Himmel trifft und nicht selten medizinische und psychische Nachwirkungen hat. Die Mehrheit der Defibrillatorensysteme verfügt zudem über eine Schrittmacherfunktion. Sie wird von den meisten Patienten nicht benötigt, sondern dient vielmehr als Sicherheitsfunktion. Nur der subkutane Defibrillator (S-ICD) verfügt aktuell nicht über die Möglichkeit, als Herzschrittmacher zu arbeiten. Schrittmacher wie Defibrillatoren werden meist implantiert, für Notfall- oder Übergangssituationen bis zu einer Operation existieren auch tragbare Schrittmacher sowie Defibrillator-Westen.

Zwei Varianten der Defibrillator-Therapie

Oberstes Ziel jeder Therapie mit einem Defibrillator ist es, eine lebensbedrohliche Herzrhythmusstörung so schnell wie möglich zu beenden und dadurch Ihr Leben zu retten. Ein weiteres Ziel ist es, Ihnen im Alltag ein Gefühl höherer Sicherheit zu geben und dadurch Ihre Lebensqualität zu verbessern. Unterschieden wird, aufgrund welcher Vorgeschichte Sie einen Defibrillator erhalten. Haben Sie einen plötzlichen Herztod erlitten und wurden reanimiert? Oder hatten Sie lebensbedrohliche Herzrhythmusstörun-

Oberstes Ziel der Therapie mit einem Defibrillator: eine lebensbedrohliche Herzrhythmusstörung so schnell wie möglich zu beenden.

gen, von denen man glaubt, dass sie erneut auftreten könnten? Dann erhalten Sie den Defibrillator als Sekundärprophylaxe. Leiden Sie aber an einer angeborenen oder erworbenen Herzkrankheit, bei der das Risiko für einen plötzlichen Herztod besteht, erhalten Sie einen Defibrillator zur Primärprophylaxe. In beiden Fällen kann man sagen, dass Sie einen Defibrillator erhalten, wenn Sie voraussichtlich ein Leben lang Schutz vor einem plötzlichen Herztod brauchen.

DIE VERSCHIEDENEN DEFIBRILLATOREN-SYSTEME

Seitdem der erste Patient im Jahr 1980 mit einem implantierten Defibrillator therapiert wurde, haben sich die Systeme erheblich weiterentwickelt. Wie so ziemlich alle technischen Geräte mit einer Mikroelektronik sind sie physisch kleiner geworden und wesentlich differenzierter zu programmieren. In diesem Kapitel erfahren Sie, wie Defibrillatoren funktionieren, welche Systeme es aktuell gibt und wo ihre jeweiligen Vorteile liegen. Zum Ende des Kapitels beleuchten wir zudem mögliche Komplikationen, die mit der Implantation einhergehen können.

„Defi-Sprache" für Einsteiger

Der Defibrillator ist eine der besten Therapieformen zur Verhinderung des plötzlichen Herztodes.

Im Februar 1980 implantierte Mieczysław „Michel" Mirowski den ersten automatisierten Defibrillator. Seither gehen weltweit immer mehr Menschen mit dieser Technologie durchs Leben. 2017 belief sich die Zahl der Neuimplantationen in Deutschland auf 25.824.[3] Inzwischen gilt als nachgewiesen, dass der Defibrillator anderen Therapieformen überlegen ist, wenn es darum geht, den plötzlichen Herztod zu verhindern. Michel Mirowski wäre wahrscheinlich ziemlich stolz, wenn er wüsste, wie viele Menschen dank seiner Erfindung heute gut durchs Leben gehen. Ganz sicher aber wäre er erstaunt darüber, welche Technologieschritte zwischen seinem Prototyp und den heutigen Versionen bestehen.

Über Defibrillatoren zu lesen, zu hören und zu sprechen, kann ganz schön verwirrend sein: Mal ist die Rede vom Defibrillator, dann wieder von Defi, ICD oder S-ICD. Mal heißt es Elektrode,

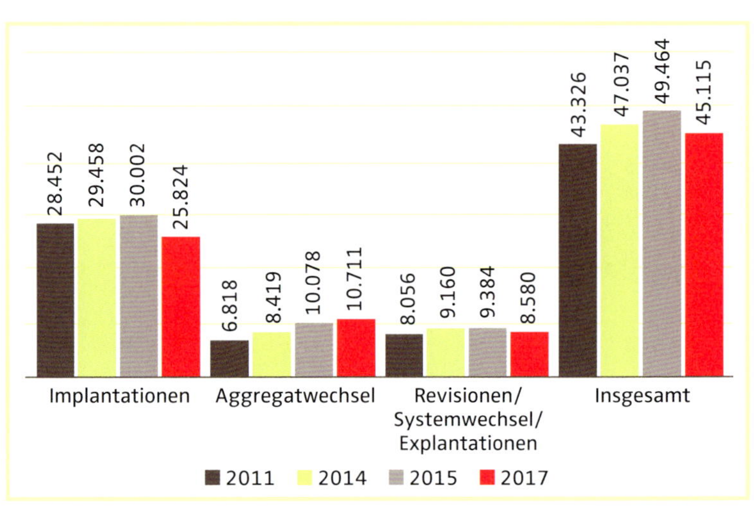

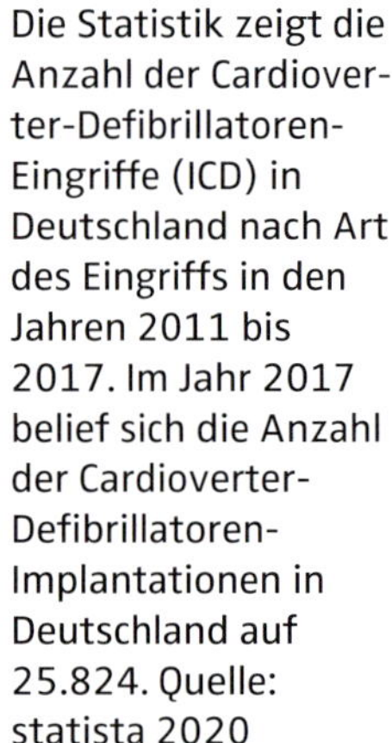
Die Statistik zeigt die Anzahl der Cardioverter-Defibrillatoren-Eingriffe (ICD) in Deutschland nach Art des Eingriffs in den Jahren 2011 bis 2017. Im Jahr 2017 belief sich die Anzahl der Cardioverter-Defibrillatoren-Implantationen in Deutschland auf 25.824. Quelle: statista 2020

3 https://de.statista.com

dann wieder Sonde. In einem Text lesen Sie den Begriff Kondensator, in dem anderen steht etwas von Aggregat. Ja, was denn nun?

Damit Sie den Durchblick haben und den Überblick behalten, verwenden wir in diesem Buch die Begriffe wie folgt:

- **Defibrillator, „Defi", AED, ICD, S-ICD, CRT-ICD, Defi-Weste:** Bislang haben wir nur den Begriff Defibrillator verwendet. Im Alltag benutzen aber fast alle Patienten und Selbsthilfegruppen die Abkürzung „Defi" als allgemeine Bezeichnung. Da der Begriff selbst in Publikationen, Herstellerbroschüren oder im Arzt-Patienten-Gespräch üblich ist, verwenden wir ihn auch in diesem Buch. An bestimmten Stellen bleibt es jedoch wichtig, die verschiedenen Defi-Systeme voneinander zu unterscheiden. Überall, wo das Sinn macht, verwenden wir die gebräuchlichen Abkürzungen, die Sie bei der Vorstellung der einzelnen Defi-Systeme kennenlernen.

Im Aggregat sind die gesamte Datentechnik und die Batterie untergebracht.

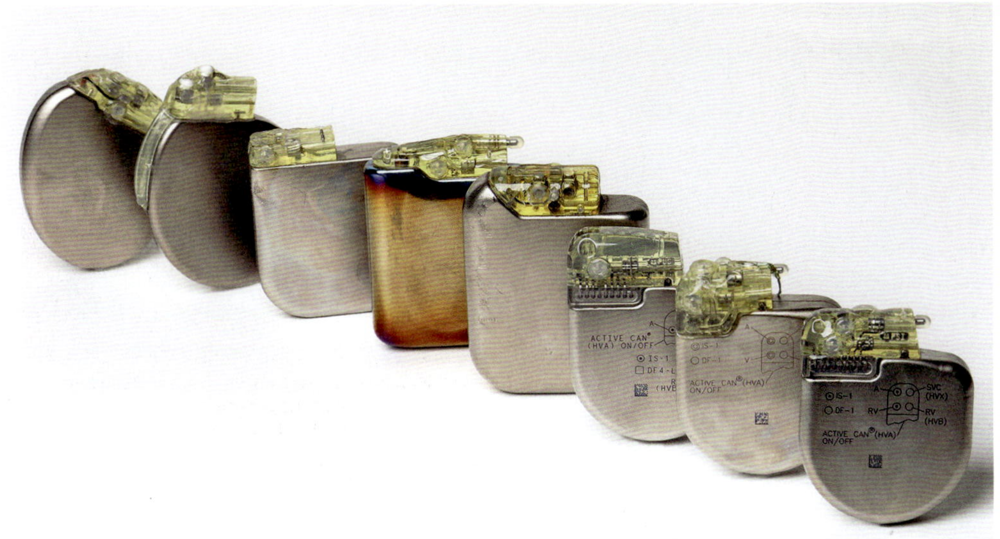

- **Aggregat, Batterien, Akkus, Elektroden, Sonden:** Ein Defi besteht vereinfacht gesagt aus zwei funktionalen Elementen. Das erste funktionale Element ist das Aggregat, wie Sie es in der Abbildung auf Seite 21 sehen. Darin sind die gesamte Datentechnik und die Batterie untergebracht, die fälschlicherweise oft als Akku bezeichnet wird. Wir benutzen in diesem Buch die Begriffe Aggregat und Batterie. Das zweite funktionale Element, das Sie unten sehen, besteht aus einer bis drei Elektroden, die vom Aggregat aus zum Herzen führen. Diese Elektroden sind auch unter dem Begriff Sonden bekannt.

Je nach Defi-System führen vom Aggregat aus ein bis drei Sonden zum Herzen.

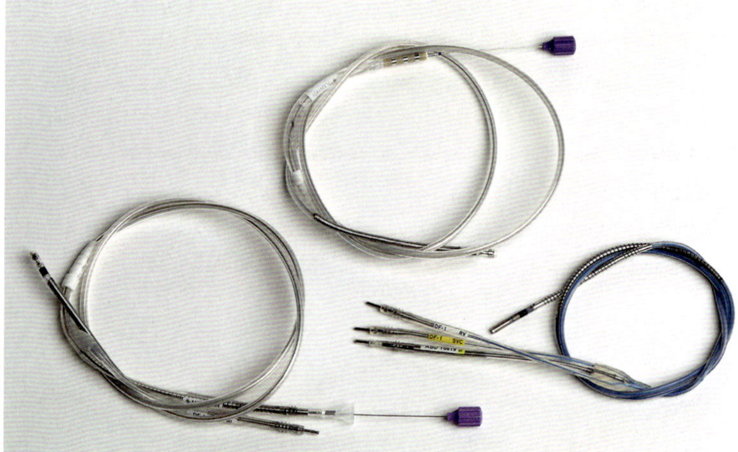

Praxistipp

Ob „Lebensretter", „Susi", „Knallfrosch" oder „Rappelkiste": Viele Patienten geben ihrem Defi einen Kosenamen. Wir können Ihnen nur raten, dies auch zu tun, wenn Ihnen dies hilft, die Technik in Ihrem Körper anzunehmen und schätzen zu lernen.

Wie funktioniert ein Defi?

Am Funktionsprinzip des Defis hat sich seit seiner Erfindung nichts geändert. Er besteht im Wesentlichen aus zwei Elementen:

- den Elektroden, auch Sonden genannt, die die natürlichen Impulse des Herzens an den Defi übermitteln und die im Notfall die Stimulation des Herzens übernehmen können. Es gibt Defi-Systeme mit ein, zwei oder drei Elektroden. Sie werden je nach der zu behandelnden ursprünglichen Herzkrankheit eingesetzt.
- dem Defibrillator (dem eigentlichen Aggregat), dessen Gehäuse die Spannungsversorgung – bestehend aus Batterie und Kondensator –, die Anschlüsse für die Elektroden (*Header*) sowie einen Mikrocomputer enthält. Die Herzdaten werden kontinuierlich analysiert und im Notfall werden Gegenmaßnahmen eingeleitet. Anstelle der tatsächlich vorhandenen Batterie fällt hin und wieder der Begriff Akku. Dies ist jedoch eine Begriffsunstimmigkeit. Ein Akku (Akkumulator) wäre wiederaufladbar. Diese Technik gibt es für Defibrillatoren je-

Der Defi besteht im Wesentlichen aus Aggregat und Elektroden.

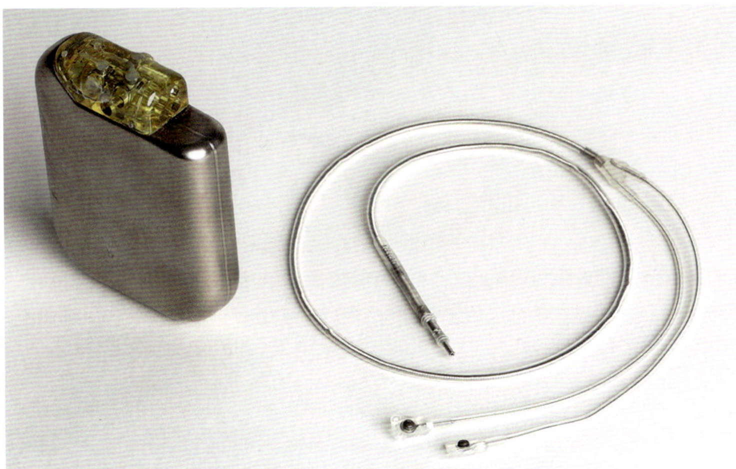

Am Funktionsprinzip des Defis hat sich seit seiner Erfindung nichts geändert. Er besteht im Wesentlichen aus den Sonden und dem Defibrillator.

doch nicht. Mehr über die Batterien, ihre Laufzeit und ihren Wechsel lesen Sie auch im Kapitel „Energie durch Batterien“ auf Seite 34.

Nach maximal zehn Sekunden Aufladezeit kann der Kondensator im Notfall einen elektrischen Schock abgeben.

Für das Abgeben von kleinen Überstimulationsimpulsen verwendet der Defi die Energie aus der Batterie. Für eine schnelle, starke Schockabgabe ist die Batterie jedoch zu träge. Mit ihr lädt der Defi dann den Kondensator auf, der wiederum in der Lage ist, seinen Inhalt innerhalb eines Sekundenbruchteils als Schock abzugeben. Die Aufladung des Kondensators dauert rund sieben bis zehn Sekunden. Während dieser Ladezeit kann der Defi – je nach Programmierung – bereits Impulstherapien abgeben (Überstimulationen). Erst wenn diese über einen bestimmten Zeitraum hinweg nichts bewirken, wird als letzte Variante der Schockimpuls ausgelöst. Sind die Überstimulationen indes vor dem Ende der Ladezeit erfolgreich, wird die im Kondensator gespeicherte Energie langsam entladen und für die Batterie verwendet.

Die Wahl des passenden Systems

Neben Geräten, deren Elektroden direkt ins Herz geführt werden müssen, gibt es Defis, deren Elektroden weder Ihre Gefäße noch Ihr Herz berühren. Für Wartezeiten – zum Beispiel bis zu Ihrer eigentlichen Defi-Implantation – gibt es auch tragbare Defi-Westen, mit denen Sie sicher nach Hause gehen können.

Die Systeme verfügen heute über vielfältige Diagnose- und Überwachungsfunktionen, können differenziert justiert werden und mehr als Schocks abgeben. So erkennen sie etwa Rhythmusstörungen frühzeitig und können ihnen mit einer elektrischen Stimulation entgegenwirken (*antitachykardes Pacing,* ATP). Defis können außerdem Schrittmacherfunktionen übernehmen, die asynchron pumpende Herzkammern wieder in Gleichklang bringen. Auch bereits bestehende Vorerkrankungen können bei der Auswahl berücksichtigt werden: Neuere Aggregate sind zum Beispiel auch bedingt tauglich für die Magnetresonanztherapie (MRT), was wichtig ist, wenn Sie Krebspatient sind.

Defis speichern EKG-Daten in einem Kurzzeitspeicher und Episoden wie Rhythmusstörungen, Überstimulationen oder Schockabgaben in einem Langzeitspeicher, der später bei der Kontrolle ausgelesen werden kann. Trotzdem werden Defis immer kleiner. Die meisten Systeme sind heute zudem Telemonitoring-fähig. Damit sendet das Gerät auf Ihren Wunsch hin die EKG-Daten, die es kontinuierlich aufzeichnet, in regelmäßigen Intervallen an die Klinik Ihres Vertrauens.

Welches System letztendlich für Sie das Richtige ist, hängt immer von Ihrer zugrunde liegenden Erkrankung ab. Jeder Defi wird zudem individuell auf Sie und Ihre Bedürfnisse hin programmiert. Lassen Sie sich auf jeden Fall ausführlich erklären, welche Systemvariante für Sie die passende ist. An dieser Stelle gibt es keine Frage, die Sie nicht stellen sollten – denn der Defi wird Ihr lebenslanger, treuer Begleiter werden.

Ihr Defi wird je nach Diagnose und Bedürfnissen individuell für Sie programmiert.

Hätten Sie's gewusst?

Schlüsselerlebnis für die kardiologischen Forschungen von Michel Mirowski war 1967 der plötzliche Herztod seines Mentors. Im Juli 1969 entwickelte er dann am Sinai Hospital in Baltimore zusammen mit Morton M. Mower sowie mit dem Ingenieur Alois Langer den ersten Prototyp und testete diesen Vorläufer des ICD an einem Hund. Als Mirowski 1980 den ersten automatisierten Defi bei einem Menschen implantierte, musste er noch den Brustkorb des Patienten öffnen. Das ist schon lange nicht mehr nötig. Heute werden Defis unter der Haut oder unter dem Brustmuskel unterhalb der linken oder der rechten Schulter implantiert.

Der „Laien-Defi" (AED)

Sie haben vermutlich schon einmal in einer Krankenhausserie oder einer Reportage gesehen, wie Ärzte oder Rettungssanitäter Menschen mithilfe eines externen Defis wieder ins Leben zurückgeholt haben. In Kliniken und in Rettungswagen sind solche Systeme Standard. Sobald Sie aber Ihren Blick schulen, entdecken Sie auch im öffentlichen Raum immer häufiger sogenannte automatisierte externe Defis (AED).

Sie werden auch „Laien-Defis" genannt, weil jede und jeder damit Erste Hilfe leisten darf. Sie verfügen über ein integriertes EKG-Analyse-System, das feststellt, ob bei einer leblos am Boden liegenden Person ein Kammerflimmern vorliegt. Eine ebenfalls integrierte Sprachsteuerung leitet Laien dann Schritt für Schritt durch die Defibrillation und fordert nach einem beendeten Kammerflimmern außerdem zur Herzdruckmassage auf. Warum gerade diese so wichtig ist, erklärt Rolf Möllmann, aktives Mitglied bei der Aktion Lebensretter e.V.:

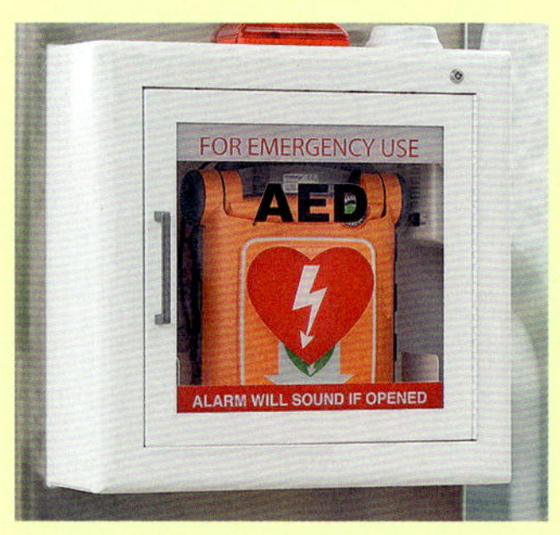

„Laien-Defis" sind automatisierte externe Defis (AED), die Sie als Ersthelfer Schritt für Schritt durch eine Defibrillation führen. Um die wichtige Druckmassage nicht zu verlernen, sollten Sie regelmäßig Ihre Erste-Hilfe-Schulung auffrischen.

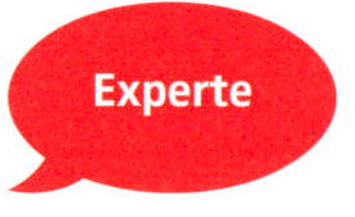

„Sobald Sie eine leblos wirkende Person finden, sind drei Dinge entscheidend: Prüfen – Rufen – Drücken. Prüfen Sie, ob die Person auf Zurufen reagiert oder normal atmet. Falls nicht,

rufen Sie sofort den Notarzt. Beginnen Sie dann so schnell wie möglich mit der Herzdruckmassage. Sie allein versorgt den Körper mit lebensnotwendigem Sauerstoff. Wenn Sie mit der Person alleine sind, hat die Druckmassage also absoluten Vorrang. Das ist anstrengend und dabei können auch schon mal Rippen brechen. Doch keine Angst: Sie machen nur etwas falsch, wenn Sie nichts tun. Sind weitere Ersthelfer zur Stelle, können diese nach einem Laien-Defi in der Nähe suchen. Diese sind heute einfach zu bedienen. Außerdem leiten sie zur Herzdruckmassage an und helfen so, sie effizienter durchzuführen. Sie können wirklich nichts falsch machen! Eine Beatmung kann heute wegfallen, wenn Sie diese nicht zu einhundert Prozent beherrschen. Wenn Sie sich unsicher fühlen, einen Laien-Defi zu benutzen, sollten Sie sich auf die Herzdruckmassage konzentrieren, bis die ausgebildeten Rettungskräfte eintreffen.“

Rolf Möllmann, freiwilliger Feuerwehrmann bei den Feuerwehren Osnabrück und Mettingen sowie aktives Mitglied bei der Aktion Lebensretter e.V.

Die drei wichtigsten Schritte im Notfall: Atmung prüfen, Notarzt rufen, Herzdruckmassage einleiten.

Praxistipp

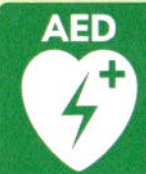

Achten Sie bei der Suche nach öffentlich zugänglichen Laien-Defis auf dieses Zeichen.

Um als Angehöriger eines Defi-Patienten vorbereitet zu sein, hilft Ihnen außerdem die App „Defikataster“ des Verein Definetz e.V. Sie zeigt Ihnen an, welche Laien-Defis sich aktuell in Ihrer Nähe befinden und wie Sie diese erreichen. Die kostenlose App können Sie auf alle gängigen Smartphones herunterladen. Wenn Sie aber als Ersthelfer alleine sind und keine weiteren Personen Sie unterstützen können: Setzen Sie erst den Notruf 112 ab und konzentrieren Sie sich anschließend auf die Herzdruckmassage.

Implantierter Cardioverter Defibrillator (ICD)

Wenn Sie einen Defi tragen, der aus einem Aggregat sowie Elektroden besteht, die in Ihr Herz führen, tragen Sie den „klassischen“ ICD. Das Aggregat ist ein verschweißtes Gehäuse, in dem sich die Batterie und die Auslesetechnik befinden. Es wird in der Regel unterhalb Ihres linken Schlüsselbeins unter der Haut oder unter dem Brustmuskel implantiert. An dieses Aggregat werden die Elektroden angeschlossen, die man durch Venen und Gefäße in Ihre Herzinnenräume führt. Diese ICD-Systeme bezeichnet man deshalb auch als transvenöse Defis. Je nachdem, wie viele Elektroden vom Aggregat in Ihr Herz führen, unterscheidet man:

- **Einkammer-ICD:** An das Aggregat wird eine Elektrode angeschlossen und in die rechte Herzkammer geführt. Der Einkammer-ICD reagiert nicht nur bei zu schnellen Herzrhythmen, er bietet außerdem die Funktion eines Herzschrittmachers bei einer zu langsamen oder unregelmäßigen Herzfrequenz.
- **Zweikammer-ICD:** An das Aggregat werden zwei Elektroden angeschlossen. Eine führt in die rechte Herzkammer, eine in den rechten Vorhof. Diese zweite Elektrode soll helfen, Rhythmusstörungen in Ihren Vorhöfen zu erkennen und von Rhythmusstörungen in Ihren Herzkammern zu unterscheiden. Auch der Zweikammer-ICD bietet Ihnen die Funktion eines Schrittmachers.

Hätten Sie's gewusst?
Sofern Sie Linkshänder oder Linkshänderin sind und deshalb Ihren linken Arm im Alltag stärker belasten, kann man Ihnen das Aggregat auch spiegelverkehrt in der rechten Brustmuskulatur implantieren. Gleiches gilt, wenn Sie als Rechtshänderin oder Rechtshänder zum Beispiel aktiv Golf spielen, zur Jagd gehen oder Geige spielen. Beim Golfen lassen sich damit Elektrodenbrüche vermeiden, die Sie durch die regelmäßigen Schwingbewegungen Ihres linken Arms provozieren können. Geigen und Gewehre wiederum drücken auf das Aggregat und die Narbe, wenn Sie diese als Rechtshänder oder Rechtshänderin an der linken Schulter anlegen. Allerdings ist möglicherweise die Defibrillierbarkeit von rechts schlechter als von der linken Seite, sodass dies im Gespräch mit Ihrem Arzt abgewogen werden sollte.

Kardiale Resynchronisationstherapie Defibrillator (CRT-ICD)

CRT-Defis werden auch Dreikammer-ICD genannt. Sie sind eine technische Weiterentwicklung des ICD, bei dem vom Aggregat aus je eine Elektrode in Ihren rechten Vorhof sowie in Ihre rechte Herzkammer führt. Zusätzlich wird eine dritte Elektrode über die kleine Herzvene seitlich außen in die Region der linken Herzkammer geschoben. Die Kardiale Resynchronisationstherapie ist eine spezielle Schrittmachertherapie für den Fall, dass bei Ihnen neben einer schweren Herzschwäche (Herzinsuffizienz) auch ein sogenannter Linksschenkelblock vorliegt. Er führt zu einer verspäteten Kontraktion der linken Herzkammer. Das Dreikammersystem kann beide Herzkammern so aktivieren, dass sie sich wieder synchron zusammenziehen. Der Effekt ist häufig eine deutlich verbesserte Pumpfunktion des Herzens, sodass Sie insgesamt belastbarer werden und sich Ihre Prognose verbessert.

Der CRT-Defi kann beide Herzkammern so aktivieren, dass sie sich wieder synchron zusammenziehen.

Subkutan Implantierter Cardioverter Defibrillator (S-ICD)

Patient

„Ich habe mich für die Implantation des S-ICD entschieden, da er für mich im Alter von 25 Jahren die meisten Vorteile bot. Die Sonde liegt unter der Haut und nicht direkt im Herzen. Dadurch verringern sich mögliche Spätkomplikationen wie ein Sondenbruch/-abriss oder eine Endokarditis. Ich habe keine auferlegten Einschränkungen in der Bewegung. Mein Job ist körperlich anstrengend und dort merke ich den S-ICD nicht. Da ich auf der linken Seite schlafe, habe ich ihn dabei deutlich gespürt. Durch eine andere Matratze konnte ich das aber gut verringern. Ich persönlich bin dort, wo mein S-ICD sitzt, etwas sensibler und berührungsempfindlicher geworden. Beim Sport merke ich, wie das Aggregat sich auf und ab bewegt, dies ist aber nicht störend."

Philipp, mit Defi seit 2013

Die Elektroden des S-ICD werden unter der Haut platziert, das Herz bleibt dabei unberührt.

30 Jahre nach der Implantation des ersten Defis berichtete das *New England Journal of Medicine* über die zuverlässige Funktionalität eines neuen Defi-Systems, bei dessen Einsatz Herz und Gefäße unberührt bleiben. Die Rede war vom S-ICD, bei dem sowohl das Aggregat als auch die signalnehmenden Elektroden/Sonden unter der Haut implantiert werden. Daher erklärt sich auch der Name, denn das S steht für subkutan und bedeutet „unter der Haut". Das Aggregat sitzt in aller Regel unter dem linken Rippenbogen, die Elektroden liegen dicht unter der Haut in Herznähe.

Expertin

„Die Daten zum S-ICD sind mittlerweile so überzeugend, dass er für die Primär- und Sekundärprophylaxe des plötzlichen Herztodes als sicher und effektiv gilt. Allerdings hat der S-ICD auch seine Grenzen. Er kann das Herz weder stimulieren noch kann er bislang mit einer CRT-Funktion (Resynchronisation) ausgestattet werden. In der nahen Zukunft sehen wir den S-ICD aber im kombinierten Einsatz mit elektrodenfreien Schrittmachern, die unmittelbar in die Herzkammer eingelassen werden und über digitale Schnittstellen zum Wohlergehen des Patienten miteinander kommunizieren. Trotzdem ist der S-ICD schon heute gegenüber dem transvenösen ICD oft die bessere Alternative. Sehr oft wird er zum Beispiel eingesetzt bei Patienten mit Long- oder Short-QT-Syndrom, Brugada-Syndrom, angeborenen Herzfehlern, Veränderungen des Herzmuskelgewebes oder einer eingeschränkten Pumpfunktion des Herzens nach einem Herzinfarkt. Hinzu kommen Patienten nach Elektrodenkomplikationen oder mit schwierigen Venenverhältnissen. Gerade was die Elektroden betrifft, denke ich vor allem an junge Patienten. Denn immer, wenn eine Elektrode defekt ist oder ihre Lebensdauer beendet hat, kommt es bei ihrem Ersatz zu einer Operation am Herzen. Mit dem S-ICD kann man diese Operationen vermeiden, da die Elektroden nicht im Herzen fixiert werden. Für jüngere Patienten oder sogar Kinder ist das aufgrund ihrer längeren Lebenserwartung ein großer Vorteil. Sofern die Grunderkrankung des Herzens es zulässt, sollte meines Erachtens bei jeder Implantation die Indikation zum S-ICD geprüft werden."

PD Dr. med. Julia Köbe ist Kardiologin im Universitätsklinikum der Westfälischen Wilhelms-Universität Münster. 2010 wurde dort der erste S-ICD implantiert.

Praxistipp

Die meisten implantierten Aggregate sind auch äußerlich zu erkennen. Die Implantation eines S-ICD verändert Ihren Körper am sichtbarsten, denn das Aggregat ist größer und liegt unmittelbar unter der Haut. Da ein S-ICD unmittelbar unter den Rippenbögen implantiert wird, empfinden viele Frauen handelsübliche Bügel-BHs nicht mehr als komfortabel. Lassen Sie sich dazu beraten – heute gibt es Alternativen zum klassischen BH, die nicht nur schön, sondern auch bequem sind.

Tragbarer Cardioverter Defibrillator oder Defi-Weste

Die Defi-Weste wurde unter anderem für die Zeit entwickelt, in der Sie nach einer Diagnose auf die Implantation eines dauerhaften Defis warten. Außerdem bietet sie Risikopatienten Schutz, deren Zustand sich noch verbessern kann – zum Beispiel nach einer Herzmuskelentzündung, die gerade bei jungen Menschen gerne durch eine verschleppte Grippe entsteht. Sie kann ausheilen, sodass sich das Herz erholt und die Implantation eines Defis nicht mehr notwendig ist. Auch nach einem Herzinfarkt besteht gemäß den kardiologischen Leitlinien eine gewisse Wartezeit, bevor über die Implantation eines Defis entschieden wird. Nicht zuletzt können Ärzte zudem erst einmal guten Gewissens testen, ob sich eine medikamentöse Therapie als Alternative zum Defi bewährt. Und schließlich kann es immer passieren, dass ein Aggregat entfernt werden muss und eine Zwischenlösung gefragt ist. Bei all diesen Gelegenheiten kann die Defi-Weste Ihnen längere Krankenhausaufenthalte ersparen – denn sie ermöglicht als einzige leitliniengerechte Alternative zum stationären Monitoring einen zeitlich befristeten Rund-um-die-Uhr-Schutz.

Wie ein ICD oder ein S-ICD analysiert auch die Defi-Weste dauerhaft Ihren Herzrhythmus. Sie besteht aus zwei Komponenten: einem Elektrodengürtel mit vier EKG-Elektroden, den Sie direkt auf der Haut Ihres Oberkörpers tragen, und einem Monitorgerät, an das die EKG-Daten über ein Verbindungskabel gesendet werden. Erkennt der tragbare ICD eine lebensbedrohliche Arrhythmie, meldet er dies durch Vibration, Alarm und Sprachansagen. Sind Sie bei Bewusstsein, können Sie mithilfe zweier Tasten die Therapie unterbrechen und einen ungerechtfertigten Schock vermeiden. Gerechtfertigte lebensrettende Schocks erfolgen in aller Regel erst, wenn Sie bereits bewusstlos sind. Diese erhalten Sie über im Rückenteil und unterhalb Ihrer linken Brust sitzende Therapieelektroden. Stoppt eine schnelle Rhythmusstörung von selbst, beendet der tragbare Defi die Therapie.

Die Defi-Weste misst und analysiert wie ein ICD oder ein S-ICD dauerhaft Ihren Herzrhythmus.

Praxistipp

Als Patient oder Patientin sollten Sie in der Lage sein, den tragbaren Defi möglichst selbstständig an- und abzulegen, die Batterien täglich zu tauschen und bei Bedarf die Reaktionstasten zu drücken. Sollten Sie unsicher sein, scheuen Sie sich nicht, Kontakt zu den Herstellervertretern aufzunehmen. In aller Regel kommt sogar jemand zu Ihnen nach Hause und zeigt Ihnen, wie alles funktioniert. Bei solchen Terminen ist es auch hilfreich, wenn Sie Ihren Partner und/oder Ihre Angehörigen einbeziehen – unter anderem, weil der tragbare Defi nicht mit unter die Dusche darf und während dieser Zeit immer jemand in Ihrer Nähe sein sollte.

Energie durch Batterien

Alle Defis beziehen ihre Laufzeitenergie sowie die Energie für eine Schockabgabe aus ihrer Batterie. Die aktuelle Spannung der Batterie wird bei jeder Kontrolluntersuchung gemessen. Im Durchschnitt hat sie eine Laufzeit von sechs bis acht Jahren – je nachdem, ob und wie oft es zu einer Schockabgabe kommt und wie oft der ICD als „Schrittmacher" arbeiten muss. Als Faustregel kann man sagen, dass sich die Laufzeit einer Batterie pro Schock um einen Monat verkürzt. Sofern die Batterie in Ihrem Defi sich erschöpft, wird das gesamte Aggregat ausgetauscht. Einerseits, weil es zu rund zwei Dritteln aus Batterie besteht, andererseits, weil es verschweißt ist.

Die Laufzeit einer Batterie beträgt bis zu acht Jahre; jeder Schock verkürzt diese Laufzeit um etwa einen Monat.

Da ein solcher Aggregatwechsel immer mit einem chirurgischen Eingriff verbunden ist, schaut man bei der Gelegenheit auch, ob Ihr bisheriges Modell noch passend für Sie ist. Haben sich Ihre Lebensumstände verändert, kann auch ein Aggregat einer anderen Herstellerfirma besser geeignet sein. Die Technologie entwickelt sich zwar ständig weiter, sodass Batterien immer kleiner und ihre Laufzeit immer länger werden – aufladbare ICD oder S-ICD sind aber bislang (2020) nicht in Sicht.

Hätten Sie's gewusst?

Es gibt Patientinnen und Patienten, die bei ihrer Defi-Abfrage zwei Jahre lang hören: „Ihre Batterie hält noch acht Jahre." Das klingt zwar unlogisch, ist aber erklärbar: Nicht jeder Defi wird unmittelbar nach seiner Produktion verbaut. Bis zu seinem Einsatz kann ein Jahr vergehen. Jeder neue Defi ist deshalb mit einer geschätzten Laufzeitprognose vorprogrammiert. Wird das System schon kurze Zeit nach der Produktion implantiert, kann die tatsächliche Laufzeit länger ausfallen. Bei der Kontrolluntersuchung werden die acht Jahre aber so lange angezeigt, bis es einen tatsächlichen Abfall in der Batterieleistung gibt. Es handelt sich also nicht um Fehlberechnungen.

Der Defi und seine Alarmtöne

Es hängt davon ab, welche Firma Ihren Defi hergestellt hat – aber manche Aggregate geben Signal oder vibrieren, wenn etwa die Batterielaufzeit überprüft werden sollte oder wenn zum Beispiel eine Elektrode Probleme macht. Auf der Homepage der HERZ *IN* TAKT Defi-Liga können Sie die verschiedenen Alarmtöne anhören. Wir fragen die Herstellerfirmen regelmäßig, ob und welche Alarmtöne sie verwenden. Die letzte Aktualisierung ist von 2020. Zum Thema Alarmtöne gibt es außerdem eine heitere Geschichte von einem unserer Mitglieder:

Patient

„Vor rund zwei Jahren saß ich mit meiner Frau am Frühstückstisch und hörte einen Alarmton, der vermeintlich von meinem Defi ausging. Natürlich sah ich sogleich auf der Seite der Defi-Liga unter ‚Alarmtöne' nach und stellte fest: defekte Sonde. Mein Weg führte mich umgehend in die Defi-Kontrolle der Uniklinik. Alle waren sehr freundlich und teilten mir mit, dass es weder einen Sondendefekt noch sonstige Unregelmäßigkeiten gebe. Nach ein paar Tagen wiederholte sich das Spiel. Jetzt rief ich bei der Defi-Liga an. Dort riet man mir, umgehend die Uniklinik aufzusuchen. Unabhängig davon wollte man den Defi-Hersteller informieren. Noch auf dem Weg in die Klinik bekam ich einen Anruf der Herstellerfirma, bei dem man mich unter anderem fragte, ob es mein erster Defi sei. Nicht ohne Stolz antwortete ich: ‚Nein, mein dritter.' Ja, wo denn die ‚alten' Defis seien, fragte mich die freundliche Dame. ‚Im Esszimmerschrank', antwortete ich. Dann möge ich doch bitte einmal überprüfen, ob die Töne aus diesen Geräten stammten ... Niemals hätte ich damit gerechnet, dass ein drei Jahre alter Defi noch Alarmtöne abgeben könnte. Als ich den Damen in der Defi-Ambulanz einen Blumenstrauß brachte, bekam ich wieder ein sehr nettes Lächeln. Ob aus Mitleid oder Freude weiß ich nicht.“

Werner, mit Defi seit 2002

Wenn der Defi Probleme bereitet

Die Implantation eines Defis ist heutzutage ein etabliertes herzchirurgisches Verfahren.

Mit dem Defi steht Ihnen eine Technik zur Verfügung, zu der es bei der Therapie von lebensbedrohlichen Herzrhythmusstörungen bisher keine Alternative gibt. Hinzu kommt, dass die Implantation heutzutage ein etabliertes Verfahren ist und herzchirurgisch zur Routine gehört. Kurzum: Defis funktionieren in aller Regel über Jahre hinweg zuverlässig, präzise und problemfrei. Das gilt hoffentlich auch bei Ihnen! In den Selbsthilfegruppen und einschlägigen Foren werden aber immer auch Komplikationen thematisiert. Denn gerade, wenn sie auftreten, ist der Rede- und Informationsbedarf bei Betroffenen groß. Zu Ihrer Übersicht stellen wir Ihnen in diesem Kapitel einige klassische Komplikationen vor. Grund zur Panik gibt es allerdings nicht – denn tatsächlich nimmt die Zahl der Komplikationen seit Jahren erwiesenermaßen ab. Der Grund: Die Erfahrung wächst, die Eingriffstechnik entwickelt sich immer weiter, und auch die implantierten Geräte werden immer kleiner. Die meisten Komplikationen werden während der Routineuntersuchungen nach der Operation sicher erkannt und auch sicher behoben.

Aggregatwechsel

Planmäßig wird das Aggregat Ihres Defi-Systems gewechselt, wenn der empfohlene Austauschzeitpunkt der Batterie erreicht ist. Dieser Zeitpunkt wird auch als *Recommended Replacement Time* (RRT) oder *Elective Replacement Indicator* (ERI) bezeichnet. Er wird durch das Gerät praktisch selbst bestimmt, wenn die Batterie im Aggregat nicht mehr genügend Energie enthält, um sicher zu funktionieren. Doch es kann auch zu unplanmäßigen Wechseln des Aggregats kommen – etwa bei Warnmeldungen oder Rückrufaktionen von Herstellerfirmen. Neben der allgemeinen Öffentlichkeit werden dann auch die Krankenhäuser informiert. Von dort werden Sie als betroffener Patient im Bedarfsfall angeschrieben, aufgeklärt und zum weiteren Vorgehen beraten – denn nicht immer muss Ihr Aggregat zwingend gewechselt werden. Es kommt vielmehr auf Ihre konkrete Situation an. Haben Sie deshalb keine Scheu, sich in solchen Fällen genau zu informieren und Ihre Ängste und Bedürfnisse im Arzt-Patienten-Gespräch unbedingt frei zu äußern.

Schwachstelle Elektrode(n)

Elektroden funktionieren in der Regel viele Jahre und werden nicht planmäßig gewechselt. Selbst wenn sie defekt sind, können sie im Körper verbleiben. Entfernt werden sie normalerweise nur dann, wenn sie schwerwiegende Probleme hervorrufen – zum Beispiel, wenn sie von Entzündungen mitbetroffen sind, wenn sie lebensbedrohliche Arrhythmien auslösen oder wenn sie Auflagerungen haben, die zu Lungenembolien führen können. Defekte Elektroden verbleiben deshalb im Körper, weil sie mit den Gefäßwänden verwachsen können und dann operativ schwer zu entfernen sind. Sie werden stattdessen durch neue Elektroden ersetzt.

Defekte Elektroden werden in der Regel nicht entfernt, es wird lediglich eine neue, funktionstüchtige Sonde eingesetzt.

Zu den häufigeren Problemen nach der Implantation eines intravenösen Defis (ICD) gehören die frühen Dislokationen oder Fehllagen von Elektroden. Dabei lösen sie sich nach einer anfangs erfolgreichen Fixierung von der Herzwand ab und werden in einer zweiten Operation an der ursprünglichen Stelle neu verankert oder angeschraubt. Wird die Elektrode jedoch zu tief in der Herzwand fixiert, kann es zu einem Perikarderguss kommen, bei dem Blut in den Herzbeutel dringt, der dann punktiert werden muss. Ist die Elektrode komplett durch die Herzwand gedrungen, muss auch diese Fehllage operativ korrigiert werden.

Was passieren kann, wenn Sie als frisch implantierter Patient immer wieder an Ihrer Implantattasche herumdrücken, zeigt das Twiddler-Syndrom. Bei diesem recht seltenen Phänomen dreht sich das Aggregat durch das ständige Herumdrücken um seine eigene Achse, sodass sich die Elektrode zu einer Art Knäuel „aufwickelt“. Außerdem können Elektroden auch brechen. Zu den Elektrodenbrüchen gehört das Subclavia-Crush-Syndrom. In diesem Fall bricht die Elektrode zwischen dem Schlüsselbein (clavicula) und der ersten Rippe. Diese Brüche entstehen oft erst nach vielen Jahren und werden durch die Implantation einer neuen Elektrode behoben. Auch hier verbleibt die defekte Elektrode im Körper und wird mit einer Kappe versehen.

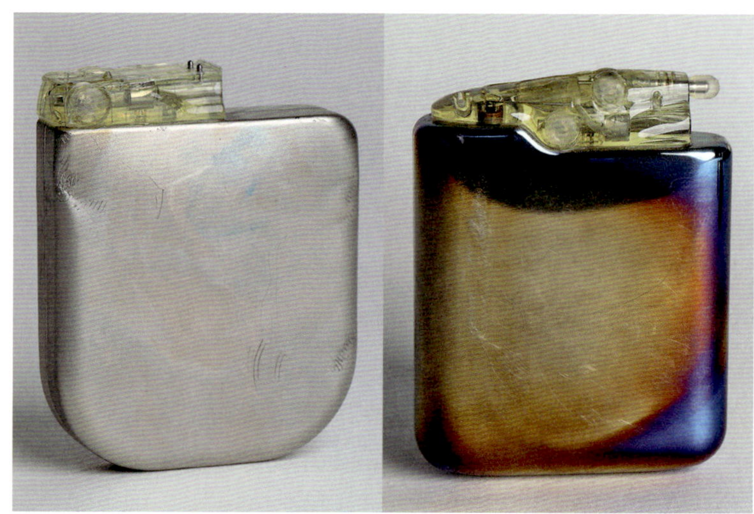

Nicht ungewöhnlich: „Getragene" Defis sehen oft lädiert aus – zum Beispiel, weil die Operateure sie während der Explantation mit Zangen greifen (Bild 1). Der Defi auf Bild 2 wiederum ist blau angelaufen, weil er über 70 Mal geschockt hat.

Experte

„Es kann sein, dass Patienten ihren Defi bereits länger tragen und sich seit der Zeit der ersten Implantation ihre Herzleistung verschlechtert hat. In solch einem Fall schlagen wir bei geeigneten Patienten die ‚Aufrüstung' mit einer kardialen Resynchronisationstherapie (CRT) vor. Deren Therapieziel ist, das Zusammenziehen (Kontraktion) des Herzmuskels so zu steuern, dass beide Herzkammern wieder synchron schlagen und die Herzleistung steigt. Dazu ist ein Defi neuerer Generation nötig, bei dem eine dritte Elektrode in die Herzvene auf der linken Herzkammer eingebracht wird. Der CRT-ICD ist für viele Patienten eine enorme therapeutische Errungenschaft. Der S-ICD kann eine Alternative sein – etwa, weil das Gefäßsystem keine weitere Elektrode aufnehmen kann, Gefäße schwer zugänglich sind oder das Infektionsrisiko zum Beispiel aufgrund von Diabetes erhöht ist."

Dr. med. Shahram Ramtin ist Facharzt für Innere Medizin und Kardiologie. Er ist Oberarzt am St. Franziskus Hospital in Münster und dort stellvertretender Leiter des Department Elektrophysiologie.

Infektionen

Wundinfektionen haben nichts mit einer fehlerhaften Technik Ihres Defis zu tun, sondern können bei allen Patienten und nach allen Operationen zu folgenschweren Komplikationen führen. Jeder zweite Patient mit einer Infektion stirbt, wenn diese nach einer Operation unerkannt und unbehandelt bleibt. Setzen Sie deshalb auch nach der Implantation Ihres Defis auf umsichtige Wundhygiene. Dazu gehört, dass Sie Ihre Wunde und die Aggregattasche aufmerksam beobachten: Bemerken Sie etwa dort, wo der Defi eingesetzt wurde, eine verschiebbare Schwellung, eine Rötung oder eine Überwärmung? Dann könnte Ihre Aggregattasche infiziert sein. Infizierte Elektroden gehen dagegen meist mit Fieber, Schüttelfrost oder anderen systemischen Entzündungszeichen einher. Verfallen Sie nicht in Panik, suchen jedoch

Anzeichen für eine infizierte Aggregattasche sind eine verschiebbare Schwellung, eine Rötung oder eine Überwärmung an der Stelle, an der der Defi eingesetzt wurde.

im Zweifel unbedingt medizinischen Rat. Hier kann der rechtzeitige Besuch in der Klinik tatsächlich Leben retten.

Während man die Infektionen an der Aggregattasche recht einfach diagnostizieren kann, lassen sich Infektionen an den Elektroden oder den Herzklappen nur durch eine Blutuntersuchung und eine Ultraschalluntersuchung des Herzens – eine Echokardiographie – diagnostizieren. In einigen Fällen ist zusätzlich ein sogenanntes Schluckecho notwendig. Dies ist eine spezielle Form der Echokardiographie, bei der eine Ultraschallsonde in Ihre Speiseröhre eingeführt wird. (Mehr dazu lesen Sie auch im Kapitel „Untersuchungsmethoden“ ab Seite 57.)

Sollte sich bei Ihnen der Verdacht auf eine Infektion Ihres Defis bestätigen, muss umgehend das gesamte System entfernt werden und kann erst nach einer Antibiotikatherapie und einer angemessenen Pause neu implantiert werden. Sind Ihre Elektroden schon etwas länger implantiert, sind sie mit dem umliegenden Gewebe verwachsen und technisch schwer zu entfernen. Deshalb sollten Sie die Entfernung eines ganzen Systems unbedingt in speziellen Zentren von erfahrenen Kardiologinnen und Kardiologen vornehmen lassen. Für alle Fälle sollte zudem ein Herzchirurg oder eine Herzchirurgin anwesend sein. Als Überbrückungslösung erhalten Sie während einer solchen Zeit eine Defi-Weste.

Wie fühlt sich ein Defi-Schock an?

Der klassische ICD schockt mit einer Energie von 35 Joule oder mehr. Da die Elektrode(n) im Herzen verankert ist/sind und das Aggregat in der Brustmuskulatur, ist der Weg des Energiestoßes durch den Körper kurz. Beim S-ICD ist dieser Weg länger, zudem befinden sich die Elektroden nicht innerhalb Ihres Herzens, sondern nur in dessen Nähe. Deshalb muss der S-ICD mehr Energie aufwenden und schockt mit 80 Joule.

Von Patienten werden die Schocks beider Aggregate immer wieder mit einem Pferdetritt vor die Brust verglichen. Den Schock eines S-ICD nehmen Patienten somit in etwa gleich stark wahr wie den eines ICD. Untersuchungen zeigen, dass der Schmerz dabei ab einem bestimmten Level nur noch in Nuancen steigt. Dennoch haben Sie wie alle Menschen ein individuelles Schmerzempfinden. Anders ausgedrückt: Was der eine gut wegsteckt, macht dem anderen zu schaffen. Das gilt nicht nur für den Schmerz, sondern auch für die Situation, in der ein Defi Sie schockt. Sind Sie dabei im Kreis von Vertrauten, stecken Sie dies vermutlich besser weg, als wenn Sie in einem Meeting oder im Restaurant überrascht werden. Was den Defi-Schock zudem so beunruhigend macht, sind seine Unvorhersehbarkeit und seine Plötzlichkeit. Zwar entwickeln viele Patienten mit der Zeit ein Gefühl dafür, wann ihr Herz aus dem Takt zu geraten droht, und können sich rechtzeitig setzen oder hinlegen, das ist aber lange nicht immer der Fall und auch nicht überall möglich. Manche trifft es – man muss es so sagen – aus heiterem Himmel und bisweilen auch in schambehafteten Momenten.

Patienten beschreiben, dass sich der Defi-Schock in etwa anfühlt wie ein Pferdetritt vor die Brust.

Inadäquate Schocks

In den Selbsthilfegruppen und Foren kommt sehr häufig die Frage nach der Abgabe inadäquater, also unnötiger Schocks. Ja, sie kommen vor, und einige Patienten sind davon sogar überproportional betroffen. Andere wiederum leben über Jahre hinweg frei davon. Weil auch unberechtigt abgegebene Schocks unangenehm sind und zudem die Sterblichkeit von Patienten nachweislich erhöhen, setzen Kardiologen alles daran, sie zu vermeiden. Vier grundsätzliche Möglichkeiten stehen ihnen dabei zur Verfügung: So können sie beispielsweise die Programmierung des Defis verändern. Einigen Patienten hilft auch bereits die Einnahme von Antiarrhythmika. Bei wieder anderen empfiehlt sich ein Umstieg auf ein anderes System – zum Beispiel von einem S-ICD auf einen transvenösen ICD oder von einem Zweikammersystem auf ein Dreikammersystem. Und schließlich können die Kardiologen auf inadäquate Schockabgaben auch mit einer Katheterablation reagieren. Sie versuchen dadurch, schnelle, nicht bedrohliche Rhythmusstörungen aus den Vorhöfen zu beheben. Mehr dazu lesen Sie auch im Kapitel „Katheterablation bei Vorhofflimmern“ ab Seite 70.

Operationen mit Defi

Grundsätzlich sollten Chirurgen und Narkoseärzte über den Defi informiert werden. Außerdem sollten die Ärzte das Defi-Modell kennen. Die letzte Kontrolle Ihres Defis sollte zudem nicht länger als drei Monate zurückliegen. Bei chirurgischen Eingriffen kann es sein, dass die zuständigen Ärzte mit elektrischen Messern arbeiten. Da elektrischer Strom einen Defi beeinflussen kann, sollte er für die Zeit der Operation deaktiviert werden. In der Regel übernimmt dies der Narkosearzt, der dieses Thema im Aufklärungsgespräch auch mit Ihnen besprechen sollte. Außerdem ist dann in aller Regel auch ein Kardiologe mit externem Defi bei der Operation in Bereitschaft. Nach der Operation sollten Sie dann Ihren Defi zeitnah auslesen lassen. So können die Ärzte die Daten vor der Operation mit denen nach der Operation vergleichen und sehen, ob alles in Ordnung ist.

WARUM? – MÖGLICHE INDIKATIONEN FÜR DEN DEFIBRILLATOR

Gefährliche Herzrhythmusstörungen treten oft wie aus heiterem Himmel auf – und meist liegen ihnen Erkrankungen des Herzens zugrunde. Mal sind diese Grunderkrankungen lange bekannt, mal werden sie durch die Rhythmusstörung erst entdeckt. In diesem Kapitel erfahren Sie, welche Grunderkrankungen zu gefährlichen Herzrhythmusstörungen führen können, sodass die Implantation eines Defibrillators erwägenswert ist.

Erworbene Herzkrankheiten

Schnelle Rhythmusstörungen aus den Herzkammern können viele Ursachen haben. In den meisten Fällen werden Sie zu denjenigen gehören, die diese Erkrankungen im Laufe ihres Lebens erworben haben, seltener werden Sie sie ererbt haben. Die wohl häufigste erworbene Herzerkrankung ist die koronare Herzkrankheit, deren Entstehen und Fortschreiten unter anderem durch fortgesetzten Tabakkonsum, Übergewicht, schlechte Ernährung und mangelnde Bewegung begünstigt werden kann. Die gute Nachricht ist, dass Sie dieser Krankheit also auch aktiv entgegenwirken können.

Sie können der koronaren Herzkrankheit beispielsweise durch Bewegung und gesunde Ernährung aktiv entgegenwirken.

Zu den typischen angeborenen Herzerkrankungen zählen zum Beispiel Verdickungen oder andere strukturelle Veränderungen des Herzmuskelgewebes sowie Störungen der Herzelektrik. Im Folgenden stellen wir Ihnen kurz die Herzerkrankungen vor, die zu lebensbedrohlichen Tachykardien führen können.

Patient

„Mein Leben mit dem Defi begann 2012. Elf Jahre zuvor hatte es mich mächtig erwischt. Durch einen Herzinfarkt wurde mein linker Herzmuskel so stark in Mitleidenschaft gezogen, dass eine Durchblutung praktisch nicht mehr gegeben war. Ein Stent machte eine verengte Stelle wieder ‚durchlässiger', doch seit dieser Zeit wusste ich, dass meine Herzpumpleistung nicht die allerbeste ist. In den darauffolgenden Jahren lernte ich, damit umzugehen und meine Belastungsgrenzen zu erkennen. Als sich dann die Pumpleistung auf 28 Prozent herabsenkte, wurde die Implantation eines Defis für notwendig gehalten. Seit Oktober 2012 trage ich nun ständig den implantierten ‚Notarzthelfer' in mir. Die Herzpumpleistung hat und wird sich dadurch nicht verbessern. Aber für den Notfall bin ich geschützt. Diese kleine technische Entwicklung hilft mir, in einer Notsituation am Leben zu bleiben."

Burkhard, mit Defi seit 2012

Die koronare Herzerkrankung – KHK

Als Patient mit koronarer Herzerkrankung (KHK) befinden Sie sich in großer Gesellschaft. Sie ist eine der häufigsten Herzerkrankungen weltweit. Allein in Deutschland sind laut der Deutschen Herzstiftung rund sechs Millionen Menschen von ihr betroffen. Die KHK entsteht, indem es oft über viele Jahre hinweg zu beschwerdefreien Ablagerungen – zum Beispiel von Cholesterinen – in einer Herzgefäßwand kommt, sodass dort Plaques entstehen. Irgendwann ist diese „Arterienverkalkung" dann so ausgeprägt, dass die Blutversorgung des Herzmuskels unter körperlicher oder auch seelischer Belastung nicht mehr ausreicht. Typischerweise verspüren Sie dann Atemnot, Brustschmerzen sowie ein Engegefühl oder ein Brennen in der Brust, das in Arme, Hals, Rücken oder manchmal auch in den Unterkiefer ausstrahlen kann.

Die KHK ist eine der häufigsten Herzerkrankungen weltweit.

Wenn Sie solche Symptome in letzter Zeit bemerkt haben, wenden Sie sich bitte umgehend an Ihren betreuenden Arzt. Treten sie akut und anhaltend auf, verständigen Sie umgehend den Rettungsdienst. Denn: Falls sich hinter Ihren Beschwerden ein beginnender Verschluss eines Herzkranzgefäßes verbirgt, könnten Sie einen Herzinfarkt erleiden, sobald es ganz verschlossen ist. Wird dann an dieser Stelle die Durchblutung des Muskelgewebes nicht binnen weniger Stunden wiederhergestellt, stirbt es ab. Je nach Schwere des Herzinfarkts ist die Pumpleistung Ihres Herzens daraufhin geschwächt bis sehr geschwächt.

Zwar sind der Herzinfarkt und der plötzliche Herztod medizinisch grundverschieden, dennoch zählen Herzrhythmusstörungen, die sich zu einem Kammerflimmern entwickeln können, zu den gefährlichen Komplikationen eines Herzinfarktes. Nach einem Herzinfarkt erhalten Sie allerdings nicht zwingend einen Defibrillator. Laut der aktuellen Leitlinien hängt die Entscheidung darüber auch davon ab, wie sich die Auswurfleistung Ihrer linken Herzkammer nach dem Wiederöffnen des Gefäßes und unter Herzkraft unterstützenden Medikamenten entwickelt. Liegt sie ca. drei Monate nach Ihrem Infarktereignis immer noch bei 35 Prozent oder darunter, ist laut der aktuellen Leitlinien auch eine vorsorgliche Therapie mit dem Defibrillator erwägenswert.

Begünstigt wird die koronare Herzerkrankung durch zu hohen Blutdruck, Diabetes und hohe Cholesterinwerte. In den Kapiteln „Herzgesunde Ernährung" (Seite 92) sowie „Bewegung und Sport – geht das mit Defi?" (Seite 105) finden Sie deshalb Tipps und Anregungen für ein herzgesünderes Leben.

Hätten Sie's gewusst?
Die Ejektionsfraktion (EF) drückt die Auswurfleistung einer Herzkammer in Prozent aus. Der EF-Wert bezeichnet also, wie viel Prozent des Blutvolumens Ihre Herzkammer während einer Herzaktion in Bezug auf ihr Gesamtvolumen auswirft. Da sich eine Herzkammer dabei nicht ganz entleert, liegt die normale EF zwischen 60 und 70 Prozent. Dementsprechend verbleiben 30 bis 40 Prozent des Blutvolumens in der Herzkammer. Von einer hochgradigen Einschränkung der EF spricht man ab einer Auswurfleistung, die kleiner oder gleich 35 Prozent ist.

Die Herzinsuffizienz

Eine Herzinsuffizienz führt zu mangelhafter Sauerstoffversorgung des Körpers.

Bei einer Herzinsuffizienz kann Ihr Herz Ihren Körper nicht mehr ausreichend mit Blut – und folglich mit Sauerstoff – versorgen. Je nach Schweregrad und Art Ihrer Herzschwäche können Sie unterschiedliche Beschwerden verspüren – dazu zählt vor allem eine Kurzatmigkeit unter körperlicher Anstrengung, die im späteren Stadium auch schon bei geringer Belastung oder gar in Ruhe auftreten kann. Hinzu kommen Müdigkeit und Appetitlosigkeit sowie Wassereinlagerungen (Ödeme) in der Lunge, im Bauch, in den Beinen oder am Fußrücken.

Einer Herzinsuffizienz liegen verschiedene Funktionsstörungen des Herzens zugrunde:

- Bei der **systolischen Herzinsuffizienz** ist die Erregungsphase Ihres Herzens gestört. Dies ist die Phase, in der sich Ihr Herzmuskel zusammenzieht, um Blut in den Körper zu pumpen. Die systolische Herzinsuffizienz betrifft also die Pumpleistung Ihres Herzens. Entweder ist dabei Ihre linke Herzkammer zu schwach, um genügend sauerstoffreiches Blut in den Kreislauf und die Organe zu pumpen – oder Ihre rechte Herzkammer ist zu schwach, um ausreichend sauerstoffarmes Blut in Ihre Lunge zu pumpen. Wird die Ursache nicht behoben, erweitern sich Ihre Herzkammern, um mehr Blut pumpen zu können. Dies wiederum kann die elektrischen Nervenimpulse stören, die Ihren Herzschlag aufbauen. Schrittmacher, Defis oder Therapien zur Resynchronisation können dann helfen, Ihren Herzrhythmus wieder ins Lot zu bringen.
- Bei der **diastolischen Herzinsuffizienz** ist die Entspannungsphase Ihres Herzens gestört. Gemeint ist die Zeitspanne, in der Ihre Herzkammern entspannen, um neues Blut einzulassen. Ursache ist meist ein versteifter oder verdickter Herzmuskel – zum Beispiel aufgrund von zu hohem Blutdruck oder einer angeborenen Erkrankung des Herzmuskelgewebes. Die systolische Pumpfunktion Ihres Herzens kann dabei durchaus normal sein.
- Vielleicht wurde Ihre Herzinsuffizienz auch durch einen **Herzklappenfehler** verursacht. Sofern Ihre Herzklappen verengt sind, staut sich dort das Blut und es kommt zu einem Druckanstieg vor der betroffenen Herzkammer. Sind Ihre Herzklappen hingegen undicht, fließt wiederum zu viel Blut in die betroffene Herzkammer zurück.

Wahrscheinlich erhalten Sie wie die meisten Herzschwächepatienten unterschiedliche Medikamente, um Ihre Herzkraft zu stärken. Dazu zählen vor allem sogenannte ACE-Hemmer (zur Gefäßerweiterung), Diuretika (gegen Wassereinlagerungen) sowie AT1-Rezeptor-Antagonisten und Beta-Blocker (zur Behandlung von Bluthochdruck). Sollten im Verlauf der Erkrankung bei Ihnen möglicherweise bedrohliche Herzrhythmusstörungen aus der Herzkammer auftreten, müssten Mediziner auch die Implantation eines Defibrillators diskutieren. Wie bei der koronaren Herzerkrankung können Sie auch als Herzschwächepatient Einfluss auf Ihre weitere Lebensqualität nehmen: Tipps und Anregungen dazu finden Sie in den Kapiteln „Herzgesunde Ernährung“ (Seite 92) sowie „Bewegung und Sport – geht das mit Defi?“ (Seite 105).

NYHA-Klassifikation bei Herzinsuffizienz

NYHA I (asymptomatisch)	Herzerkrankungen ohne körperliche Limitation. Alltägliche körperliche Belastung verursacht keine inadäquate Erschöpfung, Rhythmusstörungen, Luftnot oder Angina pectoris.
NYHAII (leicht)	Herzerkrankung mit leichter Einschränkung der körperlichen Leistungsfähigkeit. Keine Beschwerden in Ruhe und bei geringer Anstrengung. Stärkere körperliche Belastung (z. B. Bergaufgehen oder Treppensteigen) verursacht Erschöpfung, Rhythmusstörungen, Luftnot oder Angina pectoris.
NYHA III (mittelschwer)	Herzerkrankung mit höhergradiger Einschränkung der körperlichen Leistungsfähigkeit bei gewohnter Tätigkeit. Keine Beschwerden in Ruhe, Geringe körperliche Belastung (z. B. Gehen in der Ebene) verursacht Erschöpfung, Rhythmusstörungen, Luftnot oder Angina pectoris.
NYHA IV (schwer)	Herzerkrankung mit Beschwerden bei allen körperlichen Aktivitäten und in Ruhe, Bettlägerigkeit.

Die NYHA-Klassifikation ist ein Akronym und steht für das von der New York Heart Association veröffentlichte Schema zur Beurteilung des klinischen Schweregrades einer Herzinsuffizienz.[4]

4 www.leitlinien.de/nvl/html/nvl-chronische-herzinsuffizienz/3-auflage/kapitel-1

Hätten Sie's gewusst?
Das Hormon BNP (B-Typ Natriuretisches Peptid) wird aus der Herzmuskelzelle freigesetzt. Schildert ein Patient beispielsweise eine Kurzatmigkeit, kann der BNP-Wert dem Arzt dabei helfen, zu differenzieren, ob die Kurzatmigkeit auf eine relevante Einschränkung der Herzkraft im Sinne einer Herzinsuffizienz zurückzuführen ist. Bei Patienten mit einer Herzschwäche kann dieser Wert also ein guter Verlaufsparameter während der Therapie sein. Um den BNP-Wert richtig einzuordnen, sind allerdings begleitende Faktoren wie unter anderem das Geschlecht und die Nierenfunktion des Patienten zu berücksichtigen.

Angeborene Herzkrankheiten

Leben Sie mit einer angeborenen Herzerkrankung, bei der das Gewebe Ihres Herzmuskels strukturell verändert ist, spricht man häufig von einer Kardiomyopathie. In den meisten Fällen leiden Sie entweder an einer Erweiterung (Dilatation) der Herzkammer(n) oder an einer Verdickung (Hypertrophie) des Herzmuskelgewebes. In beiden Fällen kann dies dazu führen, dass Ihr Herz nur noch eingeschränkt pumpt, an Leistungsfähigkeit verliert und sich klinische Symptome einer Herzschwäche entwickeln. Mitunter können im weiteren Verlauf ebenfalls Herzrhythmusstörungen aus dem Vorhof oder der Herzkammer auftreten.

Dilatative Kardiomyopathie (DCM)

Bei einer DCM sind in erster Linie Ihre Herzkammern aufgrund unterschiedlichster Ursachen erweitert. Ihr Herz kann dadurch nicht mehr kräftig genug pumpen. Darüber hinaus verliert es an Elastizität, was wiederum dazu führt, dass Ihre Herzkammern sich nicht ausreichend mit Blut füllen. Meist beginnt eine DCM

> Die Herzkammern von DCM-Patienten sind erweitert und können daher nicht mehr kräftig genug pumpen.

in der linken Herzkammer. Nach und nach können sich dann die typischen Symptome einer Herzschwäche entwickeln und auch Herzrhythmusstörungen auftreten. Bei der DCM wurde eine familiäre Häufung bemerkt und viele unterschiedliche genetische Veränderungen medizinisch beschrieben. Ob eine genetische Untersuchung zur Identifizierung der Krankheit bei Ihnen sinnvoll ist, besprechen Sie bitte vertrauensvoll mit Ihrem Arzt.

Arrhythmogene Rechtsventrikuläre Kardiomyopathie (ARVC)

Experte

„Die ARVC ist gekennzeichnet durch einen schmerzlosen Untergang von Herzmuskelgewebe und dessen Ersatz durch Narbengewebe. In der ‚klassischen' Form ist hier zunächst die rechte Herzkammer betroffen. Es handelt sich hierbei um eine vererbbare Form der Herzmuskelerkrankung, die vor allem junge, sportlich aktive Menschen – Männer mehr als Frauen – betrifft. Klinisch tritt sie in erster Linie durch unterschiedlich ausgeprägte Herzkammerrhythmusstörungen in Erscheinung. Zur Verhinderung des plötzlichen Herztods ist in einigen Fällen die Implantation eines Defibrillators sinnvoll."

Professor Dr. Matthias Paul ist Facharzt für Innere Medizin und Kardiologie sowie Fachgebundene Genetische Beratung mit den DGK-Zusatzqualifikationen „Interventionelle Kardiologie" und „Herzinsuffizienz". Er ist Mitautor der internationalen Leitlinienempfehlung zur Therapie der ARVC (European Heart Journal 2015; 36:3227–3237).

Praxistipp

Wenn Sie mehr über ARVC wissen möchten, schauen Sie doch einmal auf der Homepage der ARVC-Selbsthilfe e.V. nach. Dort finden Sie umfassende Informationen und Hilfsangebote über diese Erkrankung: www.arvc-selbsthilfe.org

Hypertrophe Kardiomyopathie (HCM)

Charakteristisch für eine HCM ist, dass die linke Herzkammer zum Teil asymmetrisch verdickt ist. Dies kann unter anderem dazu führen, dass sich der Blutfluss auf dem Weg durch die Aortenklappe verändert. Man spricht dann von einer Obstruktiven Hypertrophen Kardiomyopathie (HOCM). Ähnlich wie bei vielen anderen vererbbaren Erkrankungen des Herzmuskels sollten Sie als HCM-Patient auf sportliche Maximalbelastungen verzichten, ansonsten kann die Erkrankung weiter fortschreiten sowie Rhythmusstörungen hervorrufen. Ob eine HCM medikamentös oder mit einem Defibrillator therapiert wird, ist von Patient zu Patient verschieden und individuell. Als Entscheidungsgrundlage für oder gegen einen Defibrillator nutzen zahlreiche Kardiologen auch einen wissenschaftlich fundierten Beurteilungsbogen zur Risikoabschätzung.[5]

> Bei den meisten Erkrankungen des Herzmuskels sollte starke körperliche Belastung vermieden werden.

Non Compaction Kardiomyopathie (NCCM)

Die NCCM ist eine seltene, genetisch bedingte Fehlbildung des Herzmuskels, die bereits während der embryonalen Organentwicklung entsteht und sich bildgebend durch einen „aufgefiedert" erscheinenden Herzmuskel darstellt. Die Krankheit zeigt sich vor allem durch Herzschwächesymptome wie Kurzatmigkeit, Leistungsminderung und Abgeschlagenheit, die bereits im Kleinkindalter auftreten können. Es kann außerdem zu Rhythmusstörungen kommen, sodass die Implantation eines Defibrillators zum Schutz vor dem plötzlichen Herztod angemessen sein kann. Eine ursächliche Therapie besteht für die NCCM wie für viele andere angeborene Herzerkrankungen derzeit nicht.

---

5 www.qxmd.com/calculate/calculator_303/hcm-risk-scd

Brugada-Syndrom

Als Patient mit einem Brugada-Syndrom sind Sie von einer Erbkrankheit betroffen, bei der Natrium- und Kalium-Ionen nicht angemessen durch die Zellmembranen des Herzmuskels gelangen. Dadurch verändern sich die elektrischen Eigenschaften Ihrer Zellen so, dass die Erregung Ihres Herzens gestört wird. Als Folge können sich daraus Herzrhythmusstörungen entwickeln. Das Brugada-Syndrom ist tückisch, weil Betroffene oft jung sind und herzgesund scheinen, während sie Arrhythmien bis hin zum Kammerflimmern entwickeln. Es gibt einige EKG-Parameter, die Hinweise auf die Erkrankung geben; sie sind aber von Fall zu Fall verschieden ausgeprägt und zum Teil auch nur zeitweise zu beobachten. Zeigen sich diese EKG-Veränderungen nicht, lassen sich die für Brugada typischen Auffälligkeiten bei Erkrankten durch einen Medikamententest mit dem Wirkstoff Ajmalin provozieren. Um den plötzlichen Herztod zu verhindern, steht auch der Defibrillator zur Verfügung.

Betroffene sind oft jung und scheinen herzgesund, obwohl sie unter dem Brugada-Syndrom leiden.

Patient

„Bei mir hat man einen Ajmalin-Test und eine elektrophysiologische Untersuchung (EPU) durchgeführt. Beim Test wird der Wirkstoff Ajmalin intravenös gegeben, um die für das Brugada-Syndrom typischen Herzrhythmusstörungen kontrolliert hervorzurufen. Bei mir haben sich diese Rhythmusstörungen auch gezeigt. Das Ajmalin habe ich persönlich nicht so gut vertragen, weswegen ich eine Nacht länger im Krankenhaus bleiben musste. Die EPU war für mich allerdings auch nicht ohne. Dabei führen die Ärzte eine Sonde ins Herz und schalten in verschiedenen Intervallen Strom zu. So wird getestet, wie belastbar das Herz ist. Als die Sonde umpositioniert wurde und erneut Strom kam, hatte ich einen Herzstillstand und wurde mit einem externen Defi reanimiert. Damit war klar, dass ich Brugada habe. Einen Tag später hatte ich einen Defi. Hätte ich keinen Herzstillstand gehabt, hätte ich eine Art Zertifikat

erhalten und wäre alle zwei Jahre neu getestet worden. Wäre dann immer noch alles in Ordnung gewesen, wäre die Wahrscheinlichkeit hoch gewesen, dass Brugada bei mir nicht ausbrechen wird." Nils, mit Defi seit 2013

Angeborene und/oder erworbene Herzkrankheiten

Long-QT-Syndrom (LQT)

Die QT-Zeit beschreibt in Ihrem EKG die sogenannte Systole. Sie ist das Maß für die Zeitspanne, in der Ihr Herz sich zusammenzieht, um Blut in Ihren Körper zu pumpen. Sind Sie von einem Long-QT-Syndrom betroffen, ist diese Zeitspanne verlängert. Es gibt zwei Möglichkeiten, warum dies so ist: Entweder Sie haben das Long-QT-Syndrom geerbt oder es durch die Einnahme von Arzneimitteln erworben. Typisch für das Long-QT-Syndrom sind anfallartiges Herzrasen, Schwindel oder auch Ohnmachten (Synkopen), wenn Sie sich körperlich belasten oder unter seelischem Stress stehen. Zahlreiche Betroffene entwickeln allerdings keine Beschwerden.

> Typisch für das Long-QT-Syndrom sind Herzrasen, Schwindel oder auch Ohnmachten bei körperlicher oder psychischer Belastung.

Bei der angeborenen Form sind genetisch veränderte Eigenschaften Ihrer Herzmuskelzellen für das Entstehen der Krankheit verantwortlich. Sie führen entweder zu einem reduzierten Transport von Kalium-Ionen oder zu einem vermehrten Transport von Natrium-Ionen. Beides kann zu Extra-Systolen führen, die wiederum anhaltende und zum Teil schwere Arrhythmien auslösen können (siehe auch „Torsade-de-Pointes" auf Seite 54).

Seit den 1960er-Jahren hat man zahlreiche klinische Erscheinungsformen des angeborenen Long-QT-Syndroms identifiziert. Die Häufigkeit, mit der eine durch Arzneimittel hervorgerufene Verlängerung der QT-Zeit auftritt, schwankt zwischen einzelnen

Arzneimitteln stark und ist zudem von deren Dosierung abhängig. Bekannt ist diese Wirkung von Antiarrhythmika, aber auch von diversen Psychopharmaka oder antiallergischen und antibakteriellen Wirkstoffen.

Gerade beim Long-QT-Syndrom zeigt sich, wie lebenswichtig es sein kann, gegenüber Ärzten und Apothekern seine Medikamente offenzulegen.

Wenn bei Ihnen ein angeborenes LQT-Syndrom bekannt ist, sind einzelne Arzneimittel explizit von der Einnahme ausgeschlossen. Kardiologen suchen dann für Sie nach gleichwertigen Alternativen. Gerade beim Long-QT-Syndrom zeigt sich deutlich, wie lebenswichtig es ist, gegenüber Ärzten und Apothekern Ihre Medikamente offenzulegen. Damit sind explizit auch alle nicht verschreibungspflichtigen Substanzen gemeint. Eine Therapie, die die Ursache für das ererbte Long-QT-Syndrom beseitigt, existiert bislang nicht. Bei der Entwicklung neuer Arzneimittel wird bereits während der vorklinischen Studien nach Risiken geforscht.

Torsade-de-Pointes (TdP)

Bei Torsade-de-Pointes handelt es sich um eine besondere Art der Kammerrhythmusstörung. Der aus dem Französischen stammende Name verweist auf die spiral- oder twistartig gewundene EKG-Kurve, mit der die „Torsaden“ sichtbar werden. Kennzeichnend sind dabei Herzfrequenzen von mehr als 150 Schlägen pro Minute. In den meisten Fällen endet eine Attacke zwar nach wenigen Sekunden spontan, doch sie kann auch in ein Kammerflimmern übergehen und zum plötzlichen Herztod führen. Wenn Sie als Patient mit einem Long-QT-Syndrom unter einer adäquaten Beta-Blocker-Therapie wiederholte Ohnmachten (Synkopen) erleiden oder Torsade-de-Pointes-Tachykardien dokumentiert werden, wird man Ihnen voraussichtlich die Implantation eines Defis empfehlen.

Short-QT-Syndrom (SQT)

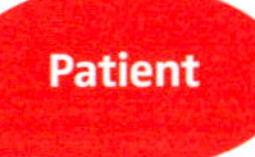

„2011 erlitt ich während einer Reise entlang der Westküste der USA in St. George in Utah ein Kammerflimmern. Ich wurde reanimiert, für zwei Tage ins Koma gelegt und erhielt auf Anraten der Ärzte noch in den USA einen Defi. Die Freundlichkeit der Ärzte und Schwestern war überwältigend, doch die Untersuchungen erbrachten keine Hinweise auf die Ursache meines Herzstillstands. Im Gegenteil: Mein Herz war augenscheinlich in Topform. Zurück in Deutschland ging ich zwei Wochen später ohne Reha oder Psychotherapie wieder arbeiten und lebte wie vor dem Urlaub. Ich war jemand, der nie krank war, schlug Warnungen meiner Familie und Freunde aus und die ersten Routineuntersuchungen gaben mir Recht: Keinerlei Ereignisse. Ich war 27, was sollte mich bremsen? Im Sommer 2012 hatte ich dann einen heftigen nächtlichen Albtraum. Bei der nächsten Routineuntersuchung stellte sich heraus, dass mein Defi in dieser Nacht viermal berechtigt geschockt hatte. Mein Arzt war sprachlos, weil ich die Schmerzen nicht bemerkt hatte, doch ich hatte ja an einen Albtraum geglaubt. Meine Daten ergaben erneut keine Hinweise auf eine Erkrankung. Zwei Jahre hatte ich Ruhe, dann wurde ich zweimal nacheinander berechtigt geschockt. Über Monate konnte ich daraufhin kaum schlafen und erhielt Beta-Blocker, die meinen Puls derart in den Keller brachten, dass der Defi als Schrittmacher tätig werden musste. Ich erhielt einen Termin zu einer genetischen Untersuchung im Uniklinikum Münster, machte eine Reha, wurde Vater einer gesunden Tochter – und hatte weitere berechtigte Schocks. Schneller als gedacht fand ich mich im Uniklinikum wieder und wurde eingehend untersucht. Schlussendlich kamen die Humangenetiker zu der Diagnose Short-QT-Syndrom und verschrieben mir Cordichin. Ab diesem Zeitpunkt ging es mir so lange bestens, bis man mir in der Apotheke sagte: ‚Tut mir leid, das Medikament wird nicht mehr vertrieben.' Zufällig habe ich dann über

das Defi-Forum jemanden mit gleicher Diagnose kennengelernt. Über die Apotheke meines Vertrauens beziehe ich seither den reinen Wirkstoff aus den USA und Japan und bin absolut flimmerfrei glücklich. Ich bin froh, dass wir es bis hierhin geschafft haben und auch noch lange Zeit weiter schaffen. Übrigens lohnt sich eine Auslandskrankenversicherung. Allein der Krankenhausaufenthalt inklusive Defi-OP hat schon knapp 120.000 Dollar gekostet." Sebastian, mit Defi seit 2011

Das Short-QT-Syndrom ist mit weniger als 200 Fällen weltweit eine eher seltene Störung der Herzelektrik.

Mit weniger als 200 Fällen weltweit (2017) ist das Short-QT-Syndrom eine äußerst seltene erblich bedingte Störung der Herzelektrik. Charakteristisch für diese erst im Jahr 2000 erstmals beschriebene Krankheit ist vor allem eine kurze QT-Zeit, die stabil bleibt, auch wenn sich Ihre Herzfrequenz erhöht. Auffällig sind zudem spezifische EKG-Parameter, die ebenfalls bei einem gefährlich erhöhten Kaliumspiegel auftreten können. Ursächlich für die Krankheit scheinen Genmutationen für bestimmte Kalium- und Calciumkanäle in Ihren Herzmuskelzellen zu sein. Die Entscheidung für einen Defibrillator fällt beim Short-QT-Syndrom im Einzelfall.

UNTERSUCHUNGS-METHODEN

Um Ihrer Herzerkrankung auf den Grund zu gehen oder Ihren Therapieerfolg bewerten zu können, greifen Hausärzte und Kardiologen auf eine ganze Reihe von Untersuchungsmethoden zurück. In diesem Kapitel stellen wir Ihnen die gängigsten Methoden vor und erläutern, was Mediziner mit ihnen herausfinden möchten.

Das Elektrokardiogramm (EKG)

Experte

Ein EKG misst die elektrische Erregung Ihres Herzens.

„Das EKG gehört zu den am häufigsten durchgeführten Herzuntersuchungen überhaupt und wird aufgenommen, während Sie entspannt auf einer Liege liegen. Ein EKG misst die elektrische Erregung und Erregungsausbreitung Ihres Herzens und zeichnet die einzelnen Phasen in ihrer zeitlichen und räumlichen Abfolge auf. Man unterscheidet sogenannte Extremitätenableitungen, die von Armen und Beinen abgeleitet werden, und Brustwandableitungen. Dokumentiert werden Kurven, Zacken und Wellenlinien, die viele Informationen über Ihre individuellen Herzfunktionen liefern, da das Herz auf die elektrischen Erregungen normalerweise mit zeitlich koordinierten Kontraktionen der Vorhöfe und Herzkammern reagiert. Auch Herzrhythmusstörungen können mit dem EKG erfasst werden. So spiegelt etwa die kleine P-Welle des EKG die Erregung der Vorhöfe wider. Anschließend folgen die QRS-Zacken als Zeichen dafür, dass sich die Erregung in Ihren Herzkammern ausbreitet. Bildet sich die Erregung in den Kammern dann wieder zurück, ist dies als T-Welle erkennbar. Und dann geht's von vorne los. Sobald die Aufzeichnungen von einem ‚normalen' Kurvenverlauf abweichen, zeigen sie, in welcher Phase der Erregung oder Erregungsrückbildung sie stattfinden, und lassen dann Rückschlüsse darauf zu, an welcher Stelle Ihres Herzens eventuell Probleme bestehen."

Prof. Dr. med. Jörg Stypmann ist Ärztlicher Direktor der Asklepios Südpfalz Klinik in Kandel und dort Chefarzt in der Abteilung Kardiologie sowie Leiter des Herzkatheterlabors.

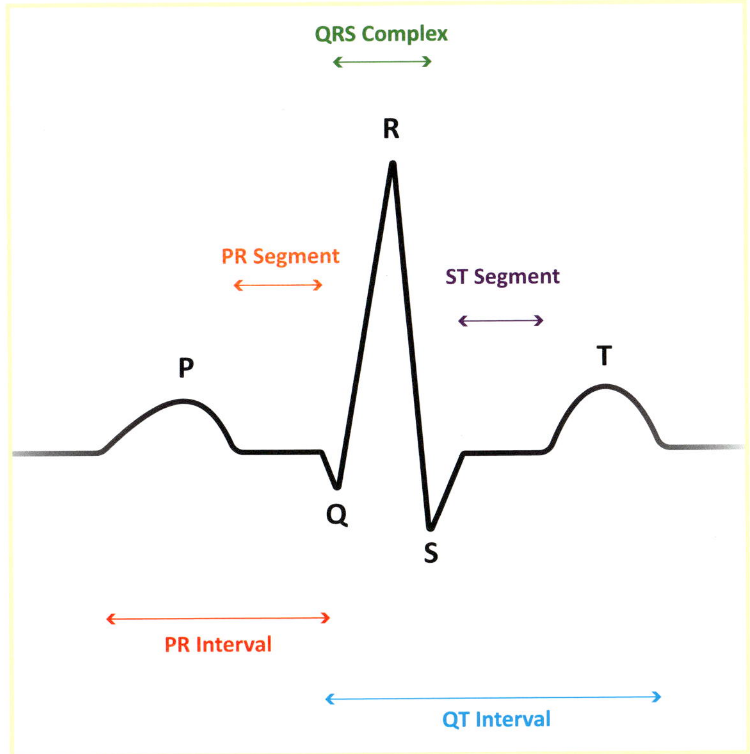

Die kleine P-Welle spiegelt die Erregung der Vorhöfe wider. Anschließend folgen die QRS-Zacken als Zeichen dafür, dass sich die Erregung in Ihren Herzkammern ausbreitet. Bildet sich die Erregung in den Kammern dann wieder zurück, ist dies als T-Welle erkennbar.

Praxistipp

Weil Medikamente die Erregung Ihres Herzens beeinflussen können, sollten Sie vor dem EKG immer alle Medikamente angeben, die Sie einnehmen. Dazu gehören auch solche, die frei in der Apotheke verkäuflich sind.

Das Belastungs-EKG

Um die Testparameter des EKG genauer zu kontrollieren, misst ein Belastungs-EKG die elektrische Erregung Ihres Herzens unter Anstrengung. Die Belastung des Herzens kann dabei durch Fahrradfahren, Laufen auf einem Laufband und auch pharmakologisch durch Medikamente erfolgen. Das Belastungs-EKG wird mit sich steigernder Belastung aufgezeichnet und gibt Auskunft über die Belastbarkeit des Patienten, mögliche Durchblutungsstörungen des Herzens durch verengte Herzkranzgefäße sowie die Abhängigkeit der Herzrhythmusstörungen von der Herzbelastung. Der klassische Grund für ein Belastungs-EKG ist der Verdacht auf verengte Herzkranzgefäße. Wurde Ihnen aufgrund verengter Herzkranzgefäße bereits ein Bypass gelegt oder ein Stent gesetzt, ist das Belastungs-EKG eine risikoarme, nicht-invasive Kontrolluntersuchung. Bei positivem Nachweis von Herzdurchblutungsstörungen kann danach eine Herzkatheteruntersuchung indiziert sein.

> Der klassische Grund für ein Belastungs-EKG ist der Verdacht auf verengte Herzkranzgefäße.

Zeigen Sie dem Arzt vor dem Belastungs-EKG Ihren Defi-Ausweis. Darin steht die Herzfrequenz, ab der Ihr Defi aktiv wird und versucht, bösartige Herzrhythmusstörungen zu therapieren. Falls Ihre Herzfrequenz während eines Belastungs-EKG zu hoch ansteigt, birgt die Untersuchung das Risiko einer ungewollten Schockabgabe. Doch keine Sorge: Bei einem Belastungs-EKG ist immer jemand bei Ihnen, der die Vorzeichen erkennen und die Behandlung abbrechen kann.

Die Spiro-Ergometrie

Die Spiro-Ergometrie geht einen Schritt weiter als das Belastungs-EKG und analysiert Ihre Atemgase unter Belastung. Es wird die Sauerstoffaufnahme gemessen und gleichzeitig die Abatmung von Kohlendioxid. Deshalb tragen Sie zusätzlich eine Maske, während Sie auf dem Fahrradergometer oder dem Laufband aktiv sind. Vorteilhaft an der Spiro-Ergometrie ist, dass sie die objektive

Arbeitsleistung Ihrer Muskulatur und das Zusammenspiel von Kreislauf und Lunge ermittelt. Damit lässt sie Aussagen zur tatsächlichen Leistungsfähigkeit Ihres Herzens und der Lunge zu. Sie gibt also Antworten darauf, ob Ihre Herzleistung eingeschränkt ist und wenn ja, wie stark. Außerdem zeigt sie, ob Ihre Leistungsschwäche eher lungenbedingt oder herzbedingt ist oder ob eine kombinierte Einschränkung besteht. Bei der Spiro-Ergometrie gelten für Sie die gleichen Risiken wie beim Belastungs-EKG, allerdings sind Sie auch bei dieser Untersuchung nie ohne Aufsicht.

Die Echokardiographie

Die Echokardiographie ist eine Ultraschalluntersuchung des Herzens von außen durch den Brustkorb. Deshalb heißt sie auch transthorakale Echokardiographie. Anders als die EKG-Untersuchungen liefert das „Herzecho" Bilder Ihres Herzens zur Struktur und Funktion der Herzhöhlen, der Herzklappen und der Herzmuskulatur:

- Das „eindimensionale Echo" wird für die linearen Ausmessungen Ihres Herzens verwendet. Damit lassen sich zum Beispiel der Durchmesser Ihres linken Ventrikels oder auch die Dicke Ihrer Herzscheidewand exakt bestimmen. Auch schnelle Bewegungen, z. B. von den Herzklappen, können mit dieser Methode besser dargestellt und erkannt werden.
- Das „zweidimensionale Echo" ist ein Verfahren, bei dem ein rechnerisch konstruiertes Schnittbild Ihres Herzens auf dem Bildschirm erscheint. Mit diesem Verfahren lassen sich die Größe Ihres Herzens sowie die Bewegungen Ihres Herzmuskels und Ihrer Herzklappen erkennen. Außerdem kann mithilfe dieses Verfahrens auch das Volumen Ihrer Herzkammern berechnet werden.

Ein Echokardiogramm liefert Bilder Ihres Herzens, die Aussagen über die Struktur und Funktion der Herzhöhlen, der Herzklappen und der Herzmuskulatur zulassen.

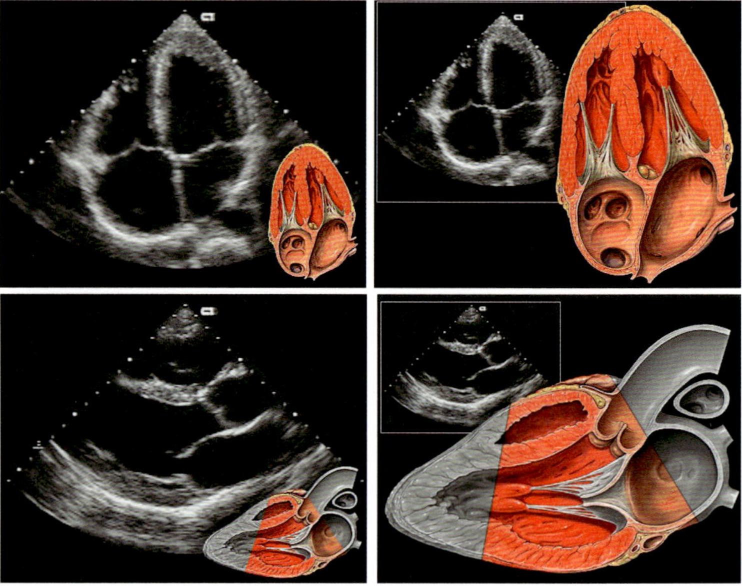

- Das „dreidimensionale Echo“ erlaubt die exakte räumliche Betrachtung Ihres Herzens aus verschiedenen Perspektiven. Weil die Abläufe in Ihrem Herzen entsprechend „naturgetreu“ dargestellt werden, lassen sich komplexe Zusammenhänge zwischen Ihrem Herzaufbau und Ihren Herzfunktionen noch besser beurteilen. Bei Kontrolluntersuchungen kann das 3-D-Echo außerdem zeigen, ob Katheter und Elektroden richtig liegen, ob sich eventuell in Ihrem Herzen Blutgerinnsel bilden oder ob Ihr Herz Zeichen von entzündlichen Veränderungen zeigt.

„Doppler-Echo“ und Kontrastechokardiographie

Mithilfe eines „Doppler-Echos“ können die Blutflüsse innerhalb Ihres Herzens sichtbar gemacht werden. Mit diesem Verfahren lassen sich zum Beispiel Herzklappenfehler und angeborene Herzfehler nachweisen. Zudem sind Aussagen über verdickte

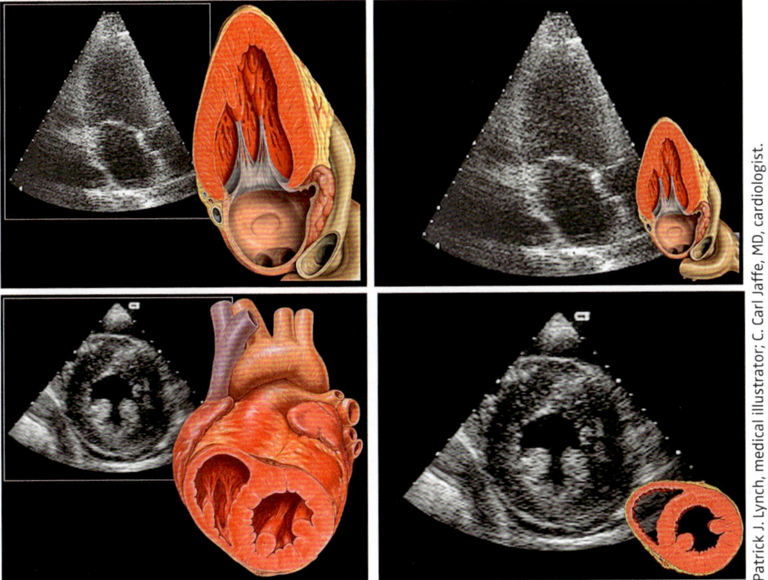
Patrick J. Lynch, medical illustrator; C. Carl Jaffe, MD, cardiologist.

Herzmuskeln sowie die Pumpleistung und die Elastizität Ihres Herzens möglich. Zur besseren Darstellung der Blutflüsse gibt es außerdem die Möglichkeit, bei der Echokardiographie mit Kontrastmitteln zu arbeiten. Dazu wird über die Vene eine speziell hergestellte und in der Regel gut verträgliche Lösung verabreicht. Je nach Fragestellung und Untersuchungsbereich des Herzens gibt es Rechtsherz- und Linksherzechokontrastmittel.

- Mithilfe von Rechtsherzkontrastmitteln können angeborene Herzfehler und Defekte der Herzscheidewand zuverlässig erkannt werden.
- Mithilfe eines Linksherzkontrastmittels lässt sich die linke Hauptkammer besser darstellen, sodass die Pumpfunktion der Herzwände genauer beurteilt werden kann. Linksherzkontrastmittel können auch zur Beurteilung der Perfusion (Durchblutung) des Herzmuskels genutzt werden.

Die Echokardiographie von innen

Eine Ultraschalluntersuchung des Herzens durch die Speiseröhre, die im Brustkorb unmittelbar hinter dem Herzen liegt, nennt man transösophageale Echokardiographie. Sie wird zum einen angewendet, wenn man Sie auf Herzklappenfehler hin untersuchen möchte, zum anderen, wenn man eine Entzündung Ihrer Herzklappen, Ihrer Herzinnenhäute oder der im Herzen liegenden Defi-Sonden zu erkennen versucht. Zur eindeutigen Feststellung dieser sogenannten Endokarditis existiert für Sie als Defi-Patient derzeit kaum eine Alternative – denn eine Magnetresonanztomographie (MRT) kommt für Sie nur dann infrage, wenn Ihr Defi und die implantierten Sonden MRT-fähig sind. Die technischen Entwicklungen in diesem Bereich schreiten jedoch stetig voran, sodass Sie dazu in jedem Fall das Arztgespräch suchen sollten. Die Echokardiographie von innen findet meist unter einer Kurznarkose statt und ist vergleichbar mit einer Magenspiegelung.

Die Echokardiographie von innen findet meist unter Kurznarkose statt.

Stressechokardiographie

Die Stressechokardiographie ist eine Ultraschalluntersuchung, die ermittelt, wie Ihr Herz unter Belastung reagiert. Die Belastung kann sowohl körperlich als auch mit Gabe von Medikamenten oder durch Umprogrammierung des implantierten Defis hervorgerufen werden. Im ersten Fall treten Sie selbst in halb liegender Position etwa fünf bis sechs Minuten auf einem Fahrradergometer in die Pedale. Im zweiten Fall wird Ihnen über eine Vene Dobutamin oder Adenosin injiziert, die wie Stresshormone wirken. Auch hier können Sie sich darauf verlassen, dass immer jemand bei Ihnen ist, der die Untersuchung bei Beschwerden sofort unterbricht. Das Stressecho beantwortet im Wesentlichen drei Fragen:

- Wird Ihr Herz während einer Belastung ausreichend durchblutet?
- Nimmt die Pumpkraft Ihres Herzens ausreichend zu, wenn es belastet ist?

- Falls Sie einen Herzklappenfehler haben: Entwickelt er sich unter Belastung kritisch?

Herzkatheteruntersuchung

Die Herzkatheteruntersuchung (Koronarangiographie) hat zum Ziel, Engstellen oder Verschlüsse in Ihren Herzkranzgefäßen zu erkennen. Dazu werden zunächst Ihre Herzkranzgefäße mithilfe von Kontrastmitteln und Röntgenaufnahmen sichtbar gemacht. Dann wird eine Sonde über ein arterielles Blutgefäß von Ihrem Handgelenk oder Ihrer Leiste aus bis zu Ihrem Herzen geführt. Das Kontrastmittel zeigt Engstellen oder Verschlüsse auf, die dann von der Sonde aus mit einem aufblasbaren Ballon aufgedehnt oder mit einem Stent stabilisiert und offen gehalten werden.

Mithilfe der Herzkatheteruntersuchung werden Engstellen oder Verschlüsse in den Herzkranzgefäßen erkannt.

Sofern bei Ihnen keine Hinweise auf Durchblutungsstörungen des Herzens vorliegen oder Sie keine Beschwerden haben, wird man Ihnen vermutlich nicht zu einer Herzkatheteruntersuchung raten. Selbst bei Verengungen, die zwar bekannt sind, aber keine Beschwerden machen, ist sie als Routineuntersuchung nicht angezeigt. Warum? Bei der Herzkatheteruntersuchung werden zum einen geringe Mengen Röntgenstrahlen eingesetzt, zum anderen kann sie auch selten Tachykardien, Blutungen oder einen Schlaganfall auslösen. Wenn man bei Ihnen dennoch eine Herzkatheteruntersuchung in Erwägung zieht, lassen Sie sich über die Gründe aufklären – denn je nach Ihrer individuellen Verfassung kann sie hilfreicher sein als ein Belastungs-EKG, ein Stressecho oder eine Myokardszintigraphie.

Elektrophysiologische Untersuchung (EPU)

Wenn die Art Ihrer Herzrhythmusstörung nach einem Belastungs-EKG oder einer Echokardiographie weiter unklar ist, wird Ihr Kardiologe vermutlich eine elektrophysiologische Untersuchung (EPU) vorschlagen. Mit dieser Methode lassen sich der genaue Ort sowie der Entstehungsmechanismus Ihrer Herzrhythmusstörung exakter bestimmen und für eine Katheterablation lokalisieren. Dabei werden genau die Bereiche Ihres Herzgewebes verödet, von denen die Störungen ausgehen. Ähnlich wie bei der Katheterablation wird bei der EPU eine spezielle Sonde – der Elektrodenkatheter – über die Blutgefäße bis zur rechten Herzhälfte geführt. Dort lassen sich dann direkt aus dem Herzen EKG-Ableitungen messen. Sofern die gesuchten Arrhythmien nicht von alleine auftreten, werden sie über den Katheter mit elektrischen Impulsen ausgelöst.

Die korrekte Position der Katheter wird entweder durch Röntgenaufnahmen oder durch moderne 3-D-Verfahren kontrolliert. Das 3-D-Verfahren reduziert bei der EPU die Dauer der Röntgenaufnahmen. Liegt der Ursprung der Herzrhythmusstörung in der linken Herzhälfte, führt man den Katheter entweder durch die Trennwand der beiden Vorhöfe oder über die Hauptschlagader dorthin. Herzrhythmusstörungen kann man bei einer EPU nicht als Komplikation bezeichnen, da sie bei dieser Untersuchungsmethode absichtlich ausgelöst werden. In aller Regel enden sie von selbst. Behandlungsbedürftige Rhythmusstörungen kann der Arzt normalerweise noch während der Untersuchung beheben.

Bei der EPU werden absichtlich Herzrhythmusstörungen ausgelöst, die in der Regel von selbst wieder enden.

Myokardszintigraphie (MSZ)

Die Myokardszintigraphie untersucht die Lebendigkeit (Vitalität) Ihres Herzens und klärt, ob es unter Belastung ausreichend durchblutet ist. Dadurch werden vor allem Aussagen über Ihr Infarktrisiko möglich. Je nach Vitalität und Durchblutung entscheiden Ihre Kardiologen dann, ob ein Kathetereingriff oder eine Stimulation an einer bestimmten Stelle angebracht ist. Eine Myokardszintigraphie ist ein bildgebendes Verfahren, bei dem eine ungefährliche radioaktive Tracer-Substanz eingesetzt wird. Sie birgt sehr wenige Risiken, Schwangere und Kinder müssen allerdings in einigen Fällen besonders behandelt werden. Ist Ihr Herz in sehr vielen Arealen schlecht durchblutet, weist diese Untersuchung jedoch Schwächen auf.

Stress-Positronenemissionstomographie, Computertomographie

Die Stress-PET-CT kombiniert das Prinzip der Myokardszintigraphie mit dem der Computertomographie. Diese Untersuchungsmethode wird derzeit noch erprobt – unter anderem am Universitätsklinikum Münster. Man erhofft sich von dieser Untersuchung eine bessere Bildauflösung sowie genauere Ergebnisse hinsichtlich der Durchblutung und der Durchblutungsreserve von Patienten mit koronarer Herzkrankheit. Von einer Routineuntersuchung kann man hier im Augenblick noch nicht sprechen. Außerdem ist auch die Tracer-Zubereitung noch umständlich, teuer und nicht ausreichend evaluiert.

Röntgen-Thorax, Computertomographie (CT) und CT-Angiographie

Die Anzahl der Röntgenuntersuchungen sollte aufgrund der Strahlung möglichst minimal gehalten werden.

Bei einem Röntgen-Thorax handelt es sich um das klassische Lungen-Röntgenbild. Es wird damit geklärt, ob die Lage Ihrer Elektroden stabil ist oder ob sie sich verändert hat. Wegen der Röntgenstrahlung sollten Sie sich – wie jeder gesunde Mensch auch – möglichst wenig röntgen lassen.

Die Computertomographie Ihres Herzens und Ihrer Lunge sowie eine CT-Angiographie (Gefäßdarstellung) sind für Sie als Defi-Patient relevant, weil diese Verfahren deutlich bessere Bilder liefern als das konventionelle Röntgenbild. Insbesondere gilt dies für die CT-Angiographie, da sie auch Gefäße darstellen kann. Bei einer Computertomographie setzen Sie sich ebenfalls einer hohen Strahlung aus sowie zusätzlich größeren Mengen von Kontrastmitteln. Bei der CT-Angiographie gibt es zudem keine Interventionsmöglichkeit, sobald man mit ihr begonnen hat.

Magnetresonanztomographie (MRT)

Die MRT ist auch unter dem Namen Kernspinuntersuchung bekannt. Hierbei werden die Wassermoleküle des Körpers magnetisch angeregt, wodurch sich eine sehr genaue strukturelle und funktionale Darstellung des Herzens ergibt. Deshalb liefert die MRT oft gute Hinweise auf die Ursache einer Herzerkrankung. Mit ihrer Hilfe kann man zum Beispiel eine Herzmuskelentzündung (Myokarditis) gut nachweisen. Ein Stress-MRT liefert darüber hinaus den Nachweis einer Mangeldurchblutung Ihrer Herzkranzgefäße unter Belastung. Weil die MRT jedoch auf magnetischer Basis funktioniert, ist sie nicht bei jedem Defi oder Schrittmacher möglich. Die aktuellen Geräte werden mittlerweile von den Herstellern als „bedingt MRT-tauglich“ ausgewiesen –

allerdings sind sie dies nur, wenn dies für das gesamte System, also für Aggregat und Elektroden gilt.

Sprechen Sie jedoch immer intensiv mit Ihrem Kardiologen darüber, bevor Sie sich einer MRT-Untersuchung unterziehen und suchen Sie wenn möglich eine Klinik auf, die mit dem Thema „Defi und MRT" Erfahrung hat. Schlagen andere Fachärzte Ihnen diese Untersuchung aus Gründen vor, die nicht Ihr Herz betreffen, ist es wichtig, dass sich alle behandelnden Ärzte untereinander verständigen. Insbesondere der Kardiologe und der Radiologe sollten vor und während der MRT immer eng zusammenarbeiten.

Eine MRT ist nicht bei jedem Defi oder Schrittmacher möglich.

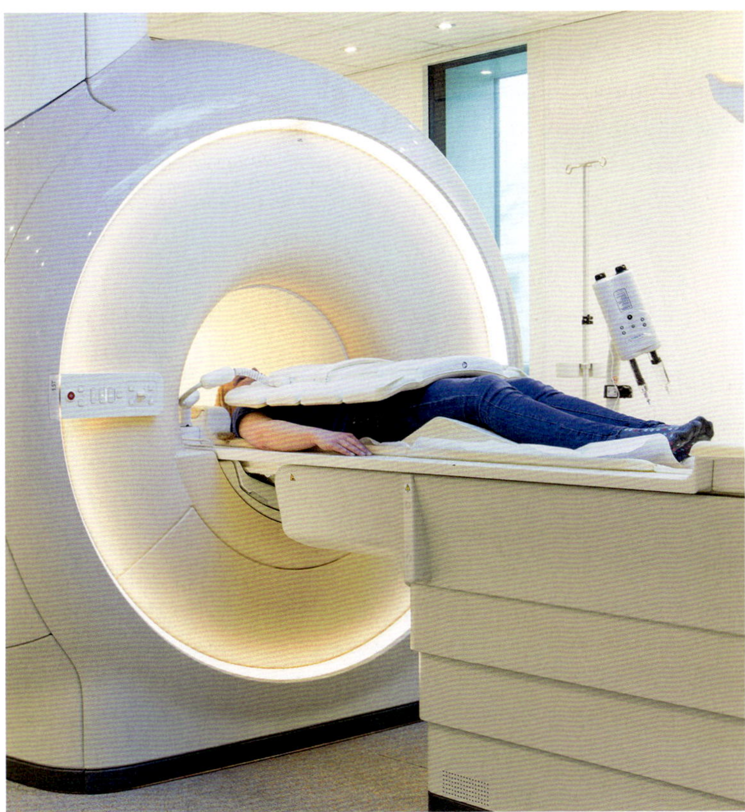

Suchen Sie für eine MRT-Untersuchung am besten eine Klinik auf, die sich mit dem Thema „Defi und MRT" auskennt.

Ajmalin-Test

Besteht bei Ihnen der Verdacht auf ein Brugada-Syndrom, kann ein pharmakologischer Test mit dem Wirkstoff Ajmalin erste Hinweise liefern. Der Wirkstoff wird intravenös gegeben und ist dafür bekannt, dass er die für das Brugada-Syndrom typischen EKG-Veränderungen auslöst.

Exkurs: Katheterablation bei Vorhofflimmern

Vorhofflimmern ist – isoliert betrachtet – nicht unmittelbar lebensbedrohlich.

Im Gegensatz zum Kammerflimmern, das die Herzkammern betrifft und für den plötzlichen Herztod verantwortlich ist, ist Vorhofflimmern isoliert betrachtet nicht unmittelbar lebensbedrohlich. Allerdings ist es indirekt gefährlich, weil es die Bildung von Blutgerinnseln in den Vorhöfen begünstigt und damit Ihr Schlaganfallrisiko erhöht. Sind Sie von Vorhofflimmern betroffen, müssen Sie deshalb eventuell dauerhaft Medikamente zur Blutgerinnung einnehmen. Zur Behandlung von Vorhofflimmern können entweder Rhythmusmedikamente gegeben oder eine Verödungsbehandlung (Pulmonalvenenisolation) durchgeführt werden. Bei der Pulmonalvenenisolation (PVI) werden bestimmte Areale im linken Vorhof verödet. Das verödete Gewebe funktioniert daraufhin wie eine Barriere, die keine chaotischen elektronischen Impulse mehr an den beiden Vorhöfen „vorbeilässt“. Die Verödung ist sowohl durch Hitze als auch durch Kälte möglich.

GUT VERSORGT NACH DER IMPLANTATION

Was passiert, wenn Sie nach der Implantation aus dem Krankenhaus entlassen werden? Worauf sollten Sie für eine erfolgreiche Wundheilung achten und welche Kontrolluntersuchungen stehen an, damit Sie bestmöglich versorgt sind? Dieses Kapitel beschäftigt sich mit der Zeit nach der Implantation und mit den neuen Routinen, die Sie mit dem Defibrillator langfristig in Ihr Leben integrieren.

Nach der Operation

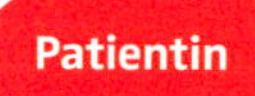

„Als Mitarbeiterin auf einer kardiologischen Intensivstation war mir der Defi ziemlich vertraut. Dennoch war der allererste Gedanke, nachdem ich gerade frisch reanimiert war: ‚Nein, so ein Ding will ich nicht!‘ Für einen kurzen Moment war das eine ganz befremdliche Vorstellung. Nach wenigen Stunden des Überlegens setzte sich aber doch mein ‚medizinischer Verstand‘ durch und ich wollte den Defi unbedingt. Als ich ihn dann hatte, habe ich ihn ‚Schutzengel‘ getauft und ihn sofort als ‚positives Accessoire‘ angesehen, das von nun an zu mir gehörte. Die ‚Diagnose Defi‘ jagte mir so gut wie keine Angst oder Sorgen ein. Wahrscheinlich habe ich das auch meinem Beruf zu verdanken. Es war eher die Tatsache, reanimiert worden zu sein und von nun an mit einer Krankheit leben zu müssen, bei der immer wieder Kammerflimmern auftreten kann." Beate, mit Defi seit 2014

Sofern Sie einen Defi vorsorglich erhalten – zum Beispiel aufgrund einer erblichen Herzerkrankung –, werden Sie nach der Diagnose zunächst eine Reihe von Voruntersuchungen bewältigen, Beratungsgespräche über Ihre Grunderkrankung und die Art des Defis führen, und schließlich einen Termin zur Implantation erhalten. Nach der Implantation bleiben Sie üblicherweise ein bis zwei Tage zur Kontrolle im Krankenhaus. Verläuft alles problemlos, dürfen Sie nach der Operation bald wieder aufstehen, trinken und essen. Bevor Sie das Krankenhaus verlassen, wird man bei Ihnen einen Herz-Ultraschall machen, den Defi programmieren und mithilfe eines Röntgenbildes prüfen, ob die Elektroden richtig sitzen.

Etwas anders stellt sich die Situation dar, wenn Sie als Notfall mit lebensgefährlichen Herzrhythmusstörungen oder Herz-Kreislauf-Stillstand in die Klinik eingeliefert werden. Dann erhalten Sie in der Regel zunächst eine Defi-Weste. Ein ICD oder S-ICD wird möglichst nicht direkt, sondern nur in bestimmten Notfallsituationen implantiert, denn zunächst muss die Ursache Ihrer lebensgefährlichen Rhythmusstörung diagnostiziert werden. Zur Einstellung einer medikamentösen Therapie oder bei zusätzlichen Begleiterkrankungen steht nach der Implantation zudem eventuell ein längerer Aufenthalt im Krankenhaus an.

Defi-Ausweis, Arztbrief, Herstellerbroschüre

Mit der Entlassung aus dem Krankenhaus erhalten Sie den Termin für Ihre erste Kontrolluntersuchung, Ihren Arztbrief und ganz wichtig: Ihren Defi-Ausweis. Gewöhnen Sie sich an ihn wie daran, einen Personalausweis mitzuführen, denn er enthält neben Ihren Kontaktdaten lebensrettende Informationen für Notärzte, Rettungskräfte oder Mediziner. Diese wissen im Notfall sofort, dass Sie Defi-Träger sind und wie Ihre Diagnose lautet. Außerdem sehen sie, wer Ihr Aggregat hergestellt hat und wie es eingestellt ist. Das ist elementar, da es verschiedene Herstellerfirmen gibt. Deren Produkte haben jeweils eine eigene Programmierung, sodass Ihre Daten auch nur mit der Software der jeweiligen Herstellerfirma ausgelesen werden können. Achten Sie auch darauf, dass man Ihnen bei Ihrer Entlassung eine Informationsbroschüre der Herstellerfirma Ihres Defis mitgibt, sodass Sie sich mit dem Produkt und dem Umgang damit vertraut machen können.

Tragen Sie Ihren Defi-Ausweis wie einen Personalausweis stets bei sich.

Praxistipp

Denken Sie daran, in Ihrem Defi-Ausweis die Adresse zu ändern, falls Sie umziehen. So können Angehörige möglichst schnell von den Notfallhelfern verständigt werden, falls Sie nicht ansprechbar sind oder in die Klinik gebracht werden.

Die Wunde versorgen und den Arm schonen

Nach etwa sechs bis acht Wochen ist die Implantationswunde in der Regel verheilt und die Elektroden sind vollständig eingewachsen.

Je nachdem, wie Ihr persönliches Immunsystem ausgestattet ist, dauert es etwa sechs Wochen, bis Ihre Wunde verheilt ist. Ganz wichtig: Sobald sich Ihre Wunde rötet, dick oder heiß wird, gehen Sie bitte sofort zum Arzt. Gleiches gilt, wenn sich die Wunde öffnet oder Flüssigkeit austritt.

- Ihr Hausarzt sollte die Wunde nach acht bis zehn Tagen kontrollieren.
- Halten Sie Ihre Wunde trocken – beim Duschen zum Beispiel mit einem wasserdichten Pflaster.
- Besuchen Sie während der Wundheilung kein Schwimmbad und keine Sauna.
- Vermeiden Sie Salben oder Cremes, solange Ihre Wunde nicht verheilt ist.
- Schützen Sie Ihre Wunde vor scheuernden Handtaschen- oder Rucksackgurten, BH-Trägern oder Sicherheitsgurten.
- Kühlen Sie Ihre Wunde. Eine gute Möglichkeit bietet eine Tüte mit tiefgefrorenen Erbsen, da sich die kleinen Kügelchen gut bewegen lassen und an Ihren Körper anpassen.
- Am Tag nach der Operation sollten Sie die Schulter möglichst nicht bewegen.
- Duschen ist eine Woche nach der Operation wieder möglich.
- Nicht nur Ihre Implantationswunde in der Brustmuskulatur muss verheilen: Wenn Sie einen ICD tragen, dauert es auch etwa sechs bis acht Wochen, bis die Elektroden gut eingewachsen sind. Um zu vermeiden, dass sie verrutschen oder sich verdrehen, sollten Sie die Bewegungen Ihres linken Arms einschränken. Falls Ihnen der ICD in der rechten Brustmuskulatur implantiert wurde, gelten die Hinweise entsprechend für die Bewegungen Ihres rechten Arms.

- Heben Sie den linken Arm in den ersten beiden Wochen nach der Operation nicht über Schulterhöhe an.
- Zwei Wochen nach der Operation können Sie langsam damit beginnen, den Arm normal und auch über Schulterhöhe zu bewegen. Auch mit alltäglichen Handgriffen und Arbeiten können Sie nach und nach wieder beginnen. Allerdings:
- Tragen und heben Sie bis vier Wochen nach der Operation nicht mehr als 5 kg.
- Vermeiden Sie auf jeden Fall vier – besser aber acht – Wochen nach der Operation ruckartige Armbewegungen, wie sie zum Beispiel beim Kehren, Schaufeln, Gartenbeet Harken, Schwimmen, Tennisspielen oder Golfen entstehen.

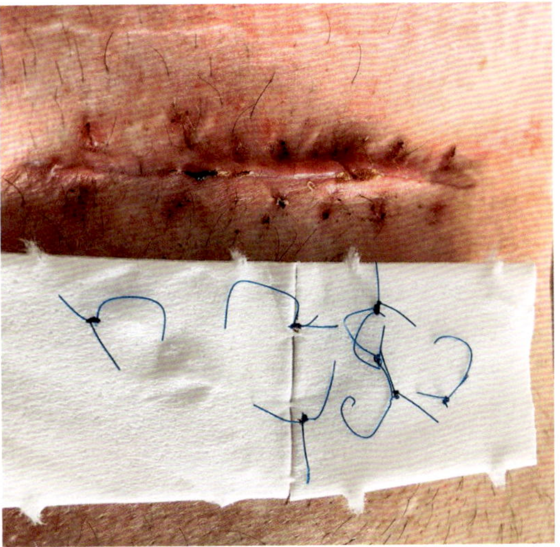

OP-Wunde nach etwa 10 Tagen. Nach etwa sechs Wochen ist Ihre Wunde verheilt.

Kontrollintervalle

Umgehend kontrolliert werden Sie nach Unregelmäßigkeiten wie nach einer Schockabgabe, nach einem Alarm oder wenn Sie unter Schmerzen oder Entzündungen leiden.

Nach der Implantation gehören die regelmäßigen Kontrollen und Abfragen Ihres Defis zu den unverzichtbaren Untersuchungen. Diese Kontrollen finden ohne chirurgischen Eingriff statt. Nach einer Neuimplantation oder nach einem Aggregatwechsel findet die erste reguläre Auslese nach etwa sechs Wochen statt, danach individuell alle drei bis sechs Monate. Sobald erkennbar ist, dass die Batteriespannung nachlässt, werden die Kontrollintervalle entsprechend Ihrer Bedürfnisse verkürzt. Umgehend kontrolliert werden Sie nach Unregelmäßigkeiten wie nach einer Schockabgabe, nach einem Alarm oder wenn Sie unter Schmerzen oder Entzündungen leiden.

Sinnvollerweise erfolgt der erste Kontrolltermin nach einer Implantation oder nach einem Defi-Wechsel dort, wo Sie auch operiert wurden. Nicht alle Kliniken sehen dies aber als verpflichtend an. Wenn es Ihnen wichtig ist, sollten Sie in den Vorgesprächen darüber sprechen und eine Lösung finden. Viele Patienten wollen den Defi- und Schrittmacherambulanzen „ihrer" Klinik nach der ersten Kontrolle zudem treu bleiben. Wenn Sie dies ebenfalls möchten, besprechen Sie es entsprechend mit Ihrer Klinik. Es ist aber durchaus üblich, einen Defi langfristig in einer kardiologischen Praxis auslesen zu lassen. Bei den Kontrollterminen in den Defi- und Schrittmacherambulanzen handelt es sich um eine rein technische Kontrolle, bei der man Ihr Aggregat und seine Batterie prüft und die aufgezeichneten Daten ausliest. Dies dauert in der Regel 10 bis 20 Minuten. Die Termine sind eng getaktet und das Anamnesegespräch bleibt relativ kurz. Auch zusätzliche Untersuchungen wie ein 12-Kanal-EKG oder ein Herzecho sind bei diesen Kontrollterminen nicht vorgesehen.

Ablauf einer Defi-Kontrolle

Die Schwestern oder Pfleger führen bei Ihnen ein EKG durch und lesen die Daten aus dem Speicher im Aggregat aus, der alle Aktivitäten aufzeichnet. Diese Protokolldaten werden ausgedruckt und geben dem Kardiologen einen Überblick darüber, ob und wann der Defi bei Ihnen aktiv geworden ist. Ein heikler Moment jeder Defi-Kontrolle kann die Stimulation Ihrer Herzfrequenz sein. Unter anderem prüft man damit, ob der Defi immer noch passend für Sie programmiert ist. Einigen Patienten bereitet diese Stimulation keinerlei Probleme, andere können sie nicht gut ertragen.

Praxistipp

Nehmen Sie jemanden mit, dem Sie vertrauen und den Sie gerne an Ihrer Seite haben. Das muss nicht zwingend Ihr Partner oder Ihre Partnerin sein. Es ist nämlich nicht selten so, dass diese aus Sorge um Ihr Wohlergehen auch sehr aufgeregt sind.

Stimmen die Parameter, ist alles in Ordnung. Andernfalls kann der Defi auch umprogrammiert werden. Das ist nötig, wenn er das EKG-Signal Ihres Herzens zum Beispiel zu stark oder zu schwach wahrnimmt. Ist der Wert bei diesem „Sensing" zu niedrig, besteht die Gefahr, dass der Defi nicht adäquat auslöst. Zu guter Letzt wird der Batteriestatus Ihres Defis getestet. Daraus lässt sich seine verbleibende Laufzeit abschätzen. Üblicherweise hält eine Batterie sechs bis acht Jahre. Gibt der Defi jedoch Schocks ab, verringert sich seine Batterieleistung. Als Faustregel gilt: Pro Schock verringert sich die Laufzeit Ihres Defis um einen Monat. Und so liest sich die Defi-Kontrolle aus der Sicht einer Patientin:

Wenn der Defi das EKG-Signal Ihres Herzens zu stark oder zu schwach wahrnimmt, kann er umprogrammiert werden.

Die Defi-Abfrage ist nicht immer ein Spaziergang

Patientin

„Es ist wieder so weit, die Defi-Abfrage steht an. Ich habe Kopfkino und ein Schnelldurchgang lässt mich die letzten Wochen noch einmal Revue passieren. Hat der Defi geschockt oder eventuell überstimuliert? Beim letzten Spaziergang war mir so schwindelig. Waren das vielleicht zu viele Extra-Systolen? Hat die Batterie noch genügend Kapazität? Liegen alle Kabel ordnungsgemäß? Letzte Nacht hat es etwas gezwickt. Oder war das etwas anderes? Ich habe immer ein mulmiges Gefühl, wenn ich zur Defi-Abfrage muss. Angst, dass etwas nicht in Ordnung ist. Auch die Abfrage selbst ist nicht immer angenehm. Wenn das Herz bei der Abfrage kurzzeitig stimuliert wird, erinnert mich das an mein Kammerflimmern vor der Bewusstlosigkeit. Aufgeregt liege ich verkabelt auf der Behandlungsliege. Dann die erlösenden Worte: Das war's für heute ... Selbst nach 28 Jahren ist der Spaziergang weiterhin holprig. Auf weitere 28 Jahre – dank der Technologie und dem besten Wissen und Gewissen der Ärzte."

Martina, mit Defi seit 1992

Welche Faktoren wirken auf die Defi-Programmierung?

Die Programmierung Ihres Aggregats hängt unter anderem von Alter, Stimulationsbedarf und Begleiterkrankungen ab.

Bei der Programmierung spielen verschiedene Faktoren eine Rolle: zum Beispiel Ihr Alter und Ihre Grunderkrankung – aber auch, in welchem Ausmaß die Funktion Ihrer linken Herzkammer gestört ist. Außerdem hängt die Programmierung davon ab, wie viele Rhythmusstörungen und klinische Ereignisse bereits dokumentiert wurden und wie hoch Ihr Stimulationsbedarf ist. Denn sowohl das Frequenzspektrum als auch der Frequenzanstieg können für eine erfolgreiche Stimulation bei jedem Patienten unterschiedlich sein. Zudem müssen Kardiologen bei der Programmierung eines Aggregats darauf achten, welche Medikamente Sie nehmen und unter welchen Begleiterkrankungen Sie gegebenenfalls leiden.

Hätten Sie's gewusst?
Eine breit angelegte Studie, die als MADIT-RIT-Studie bekannt ist, hat nachgewiesen, dass eine moderne ICD-Programmierung die Sterblichkeit um 50 Prozent reduziert. Die Abgabe eines ersten inadäquaten Schocks wird dadurch sogar um 75 Prozent reduziert. Je nach Ihrer Vorerkrankung existieren dazu verschiedene Wege. So ermitteln Ihre regelmäßig aufgezeichneten EKG-Werte zum Beispiel, ob Ihre Herzfrequenz plötzlich oder langsam ansteigt. Programmiert man die Reaktion Ihres Aggregats auf einen anderen Grenzwert, reagiert es künftig nur bei der für eine Schockabgabe relevanten plötzlichen Frequenzsteigerung. Mit der Umstellung der Programmierung auf das sogenannte *antitachykarde Pacing* kann man wiederum erreichen, dass Ihr Aggregat ein Vorhofflimmern von einer gefährlichen ventrikulären Tachykardie unterscheidet.

Langfristige kardiologische Betreuung

Es ist sinnvoll, wenn Sie zusätzlich zu den Kontrollterminen nach einem niedergelassenen Kardiologen in der Nähe Ihres Wohnorts suchen, der Sie langfristig betreut. Soll der Kardiologe auch Ihren Defi betreuen, muss er das notwendige Abfragesystem zur Verfügung haben und sich damit auskennen. In den kardiologischen Praxen sind die Termine in aller Regel zeitlich deutlich großzügiger gefasst und es finden neben einer umfänglichen Anamnese weitere kardiologische Untersuchungen statt. Standard sind das 12-Kanal-EKG und die Besprechung Ihres Medikamentenplans. In der Regel gehört eine Echokardiographie dazu. Bei Bedarf kommen weitere Untersuchungen hinzu. Kardiologische Gemeinschaftspraxen können praktische Vorteile mit sich bringen: Sie sind oft gut mit Geräten ausgestattet und können Urlaubsvertretungen innerhalb der eigenen Praxis gewährleisten. Das erspart auch die Übermittlung von Unterlagen.

Die zusätzliche Betreuung durch einen Kardiologen in Ihrer Nähe ist sinnvoll, denn in der Regel sind die Termine in den kardiologischen Praxen zeitlich großzügiger gefasst.

Praxistipp

Die Beziehung zu Ihrem Kardiologen oder Ihrer Kardiologin will nicht nur aufgebaut werden, sie soll auch möglichst lange halten. Wichtig ist deshalb, dass die „Chemie" zwischen Ihnen stimmt. Nichts ist schlimmer, als wenn Sie aus zwischenmenschlichen Gründen Ihren Arztbesuch unterlassen.

Experte

„Verläuft Ihre Therapie unauffällig, können Sie den Defi gut in einer kardiologischen Facharztpraxis auslesen lassen. Ihre erste Kontrolle und Abfrage sollte allerdings aus meiner Sicht unbedingt in der Schrittmacher- und Defi-Ambulanz der operierenden Klinik stattfinden. Wenn Sie Probleme mit Ihrem Aggregat haben, ist es wichtig, einen Ansprechpartner zu haben, der Ihre Krankengeschichte sowie die Besonderheiten Ihres Defis kennt. Der Besuch einer Spezialambulanz bis zur Lösung Ihres Problems kann ebenfalls notwendig und von Ihrem betreuenden Kardiologen zügig organisiert werden. Auch wenn Sie sich telemetrisch betreuen lassen – also am Telemonitoring teilnehmen – ersetzt das nicht den regelmäßigen Besuch in Ihrer Facharztpraxis. Ein- bis viermal pro Jahr sollten sie hingehen."

Dr. med. Gregor Kerckhoff ist Arzt für Innere Medizin, Kardiologie, Hypertensiologie und Spezialist für die Behandlung von Erwachsenen mit angeborenen Herzfehlern (EMAH). Er ist niedergelassener Kardiologe in Coesfeld und Mitglied im medizinischen Beirat der HERZ *IN* TAKT Defi-Liga e.V.

Die Rolle von Hausärzten

Kardiologen sind Spezialisten der Herzmedizin, die Sie aus einer bestimmten Perspektive heraus und mit einem speziellen Fokus behandeln. Ihr Hausarzt kennt hingegen Ihre gesamte Krankenhistorie und hat den Überblick über Sie als „ganzen" Patienten. Er weiß, wenn außer Ihrem Herzleiden andere Erkrankungen wie zum Beispiel Diabetes oder Krebs therapiert werden. So kann er bei einer Unverträglichkeit von Medikamenten zum Beispiel sofort reagieren. Auch psychologisch sind Hausärzte wichtig: Sie hören zu, nehmen Sie als Person wahr, besprechen mit Ihnen Ihre Therapie und sind in Notfällen erreichbar. Nicht umsonst sind Hausärzte wichtige und langjährige Vertrauenspersonen an Ihrer Seite.

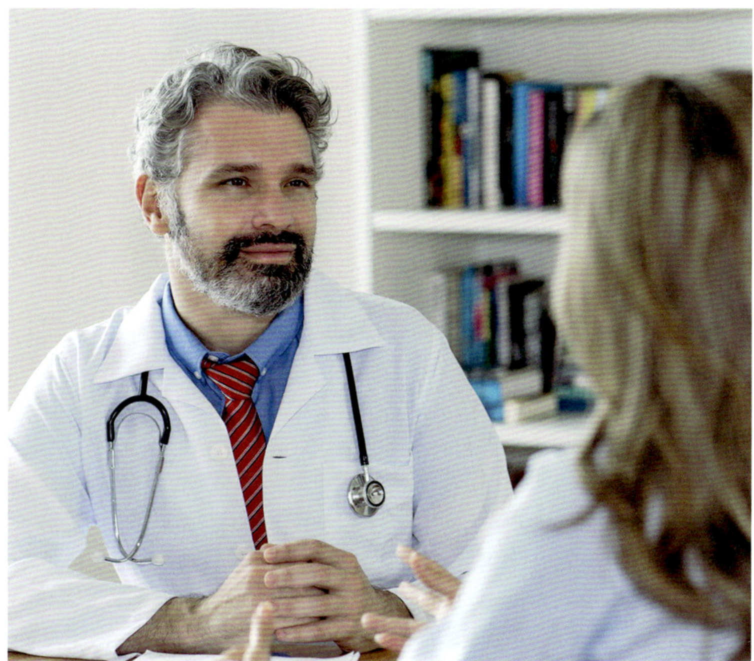

Ihr Hausarzt kennt Ihre gesamte Krankenhistorie und ist zusätzlich zum Kardiologen ein wichtiger Ansprechpartner.

Es ist von Vorteil, regelmäßig eine Medikationsanalyse durchführen zu lassen, um unerwünschte Wechselwirkungen zu vermeiden.

Wenn Sie viele Medikamente nehmen, sollten Sie diese am besten immer in derselben Apotheke beziehen.

Medikamente und Apotheker

Gehören Sie auch zu den Patienten, die täglich viele Medikamente nehmen (müssen)? Dann raten wir Ihnen dazu, Ihre Medikamente immer in derselben Apotheke zu beziehen. Die Mitarbeiter sind meist die Einzigen, die einen kompletten Überblick darüber haben, wie viele Arzneimittel Sie insgesamt einnehmen – und sie kennen sich mit deren Wechselwirkungen aus. Damit Ihre Medikamente nicht gegeneinander, sondern miteinander wirken, sollten Sie in der Apotheke von Zeit zu Zeit eine Medikationsanalyse durchführen lassen, die auch die frei verkäuflichen Präparate einschließt. Wenn Sie eine AMTS-zertifizierte Apotheke zu Ihrer Hausapotheke machen, können Sie außerdem sicher sein, dass man sich dort mit dem Thema Arzneimitteltherapiesicherheit (AMTS) auskennt.

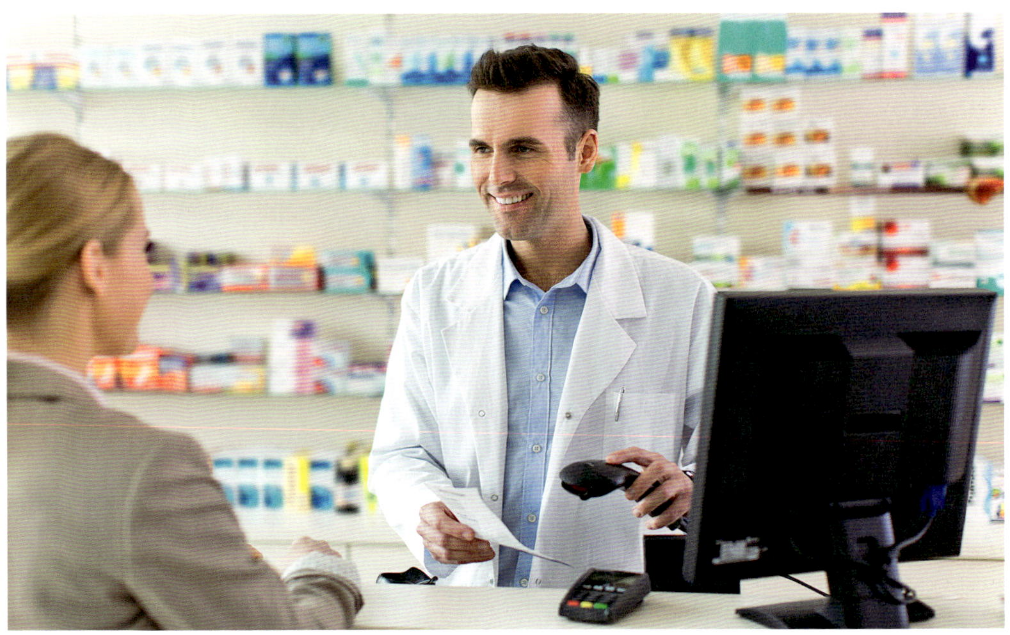

Warum ist ein gut aufgestellter Medikamentenplan wichtig?

- Medikamente können sich gegenseitig daran hindern, dass sie „verstoffwechselt“ werden.
- Medikamente können sich gegenseitig in ihren Wirkungen oder Nebenwirkungen beeinflussen.
- Einige Arzneimittel entfalten ihre volle Wirkung erst dann, wenn sie explizit vor dem Essen, mit dem Essen oder nach dem Essen eingenommen werden.
- Manche Medikamente reagieren auch mit herkömmlichen Nahrungsmitteln, zum Beispiel mit Kaffee, Tee, Milch, Alkohol oder Grapefruitsaft.
- Die Wirkung eines Medikaments kann sich mit zunehmendem Alter verändern.

Hätten Sie's gewusst?

Eine vielen nicht bekannte Wechselwirkung existiert zwischen Acetylsalicylsäure (ASS) und Ibuprofen: Grundsätzlich können Sie einmal täglich Ibuprofen nehmen, sofern Sie das ASS mindestens 30 Minuten vor dem Ibuprofen einnehmen. Nehmen Sie allerdings dreimal täglich Ibuprofen ein, hebt das die herzschützende Wirkung des ASS wieder auf.

Telemonitoring

Seit ein paar Jahren bieten einige kardiologische Praxen und Kliniken Telemonitoring an. Sie erhalten dazu ein Gerät, das – je nach Hersteller – entweder selbstständig oder durch Sie initiiert die Daten Ihres Defis über eine Internetplattform an Ihre Klinik oder in die kardiologische Praxis überträgt. Die Übertragung geschieht – ebenfalls je nach Hersteller – entweder täglich und bei besonderen Ereignissen oder zu festgelegten Zeiten und bei besonderen Ereignissen. Bei lebensbedrohlichen Zuständen kann

Mit Telemonitoring können Sie sich mit sehr vielen Defi-Modellen weltweit betreuen lassen.

bei fast allen Herstellern auch eine automatische Alarmierung des Arztes erfolgen, sodass möglichst schnell lebensrettende Hilfe veranlasst werden kann. Da Telemonitoring nicht ortsgebunden funktioniert, können Sie sich auch mit sehr vielen Defi-Modellen weltweit betreuen lassen.

Kliniken oder kardiologische Praxen, die Telemonitoring anbieten, müssen besondere medizinische, technologische, logistische und rechtliche Voraussetzungen erfüllen. Aber auch was den Schutz Ihrer Patientendaten betrifft, müssen sie höchste Sicherheit gewährleisten können. Wenn Sie am Thema Telemonitoring interessiert sind: Lassen Sie sich ausführlich beraten. Die Deutsche Gesellschaft für Kardiologie hat 2013 auch eine Leitlinie zum Telemonitoring herausgegeben, die Sie bei der Internetrecherche unter dem Stichwort „Leitlinie Telemonitoring DGK 2013“ schnell im Netz finden.

ALLTAG MIT DEM DEFI

Ja: Ihr Alltag mit dem Defi wird sich verändern. Diese Veränderungen sind jedoch von Patient zu Patient verschieden und häufig gar nicht so drastisch, wie Sie es vielleicht erwarten. In diesem Kapitel finden Sie viele alltagstaugliche Informationen. Sie reichen von der Bedeutung elektromagnetischer Felder über das Autofahren, das Reisen und die herzgesunde Ernährung bis hin zum Sport mit Defi. Last, but not least geht es im letzten Abschnitt auch um das Sexualleben mit dem Defi.

Elektromagnetische Felder

Vielleicht klingeln Ihnen schon die Ohren von den Warnungen, was Sie mit Ihrem Defi künftig alles nicht mehr anfassen und machen sollen. Gerade wenn es um elektromagnetische Felder geht, sind solche Warnungen besonders vielfältig. Vielleicht, weil das Thema tatsächlich unübersichtlich ist oder weil es sich nicht „auf einem Bierdeckel" erklären lässt. Das schürt die Angst, durch falsches Verhalten unangemessene Stimulationen oder Schockabgaben auszulösen.

Elektronische, magnetische und elektromagnetische Felder können die Funktionen des Defis beeinflussen.

Zu Ihrer Beruhigung sollten Sie deshalb Folgendes wissen: Ja, Defis und Defi-Schrittmacher arbeiten mit elektrischen Impulsen – also mit elektrischem Strom. Deshalb können elektrische, magnetische und elektromagnetische Felder die Funktionen der Aggregate beeinflussen. Nicht hinter jeder Ecke lauert allerdings eine gefährliche Feldquelle. Entscheidend ist, dass Sie wissen, wie Sie sich angemessen verhalten und wo Sie aufpassen sollten. Unterm Strich ist dies einfacher, als Sie vielleicht vermuten. Über die Auswirkungen am Ausbildungs-, Studien- oder Arbeitsplatz finden Sie weitere Informationen im Kapitel „Ihre Sicherheit am Arbeitsplatz" ab Seite 133.

Haushalt, Alltag und Medien

Die gute Nachricht vorweg: Die allermeisten elektrischen Geräte, mit denen Sie zu Hause zu tun haben, beeinflussen Ihren Defi nicht. Hier reicht es aus, wenn zwischen Ihrem Aggregat und den Geräten ein Abstand von ca. 15 Zentimetern liegt. Das ist etwa so viel wie die lange Seite eines Geodreiecks. Bei Mixern, Elektroherden, Küchenmaschinen, Smartphones, Freisprecheinrichtungen, Fernsehern, DVD-Playern, iPods, Computern, Playstations sowie elektrischen Föhnen, Rasierapparaten oder Zahnbürsten sollte dies kein Problem sein. Sie können also unbedenklich fernsehen, kochen, Haare föhnen, Musik hören und auch telefonieren. Das

Entscheidende an einer Regel ist aber bekanntlich ihre Ausnahme. Mit folgenden Hinweisen sollten Sie auch diese sicher beherrschen:

- Sobald die **Gebrauchsanweisung** eines elektrischen Geräts einen Warnhinweis für Menschen enthält, die einen Defi tragen, beachten Sie die Hinweise oder benutzen Sie dieses Gerät nicht.
- Wenn Sie internetfähige Geräte mit einer WLAN-Verbindung oder über Bluetooth ansteuern, ist das unkritisch. Lediglich zum **Router** sollten Sie den 15-Zentimeter-Abstand einhalten.
- **Induktionsherde** funktionieren über Magnetismus. Da ein (starker) Magnet einen Defi ausschalten kann, ist es ratsam, einen 30-Zentimeter-Abstand von den Kochplatten einzuhalten. Das gelingt zum Beispiel einfach, wenn Sie vorwiegend mit den hinteren Platten kochen. Beim Neukauf eines Herdes können Sie sich dann für eine Alternative entscheiden.
- Wenn Sie beim **Telefon** – etwa bei langen Telefonaten oder im Büro – ganz auf Nummer sicher gehen wollen, dann benutzen Sie zum Telefonieren einfach das Ohr, das auf der anderen Seite liegt als Ihr Aggregat. Wenn Sie Ihr Smartphone dann auch noch woanders aufbewahren als in der linken Brusttasche Ihres Hemdes, haben Sie gut vorgesorgt.
- **Lautsprecherboxen** enthalten Magnete und sollten nicht in den direkten Kontakt mit Ihrem Gerät kommen. 50 Zentimeter Abstand sind dort gut. Bei normalen, kleinen Boxen ist das in Wohnräumen einfach. Sind die Boxen größer und müssen zum Beispiel transportiert werden: Bitten Sie einfach Freunde um Hilfe.
- Auch **Kopfhörer** enthalten Magnete. Bei leistungsstärkeren Modellen können sie stark genug sein, um auf Ihren Defi einzuwirken. Tragen Sie solche Kopfhörer deshalb nicht um den Hals, wenn Sie keine Musik hören, sondern setzen Sie diese einfach ab.

- Kleine **Dauermagneten,** wie etwa Anstecker für Namensschilder, sind oft stärker als gedacht. Eine Störung Ihres Defis ist hier nicht hundertprozentig auszuschließen. Tragen Sie diese Schilder deshalb nicht unmittelbar über Ihrem Aggregat.

Freizeit und Heimwerken

Aus elektromagnetischer Perspektive steht einem Konzert oder Diskothekenbesuch nach Ihrer Implantation nichts im Weg. Allerdings ist es auch dort empfehlenswert, zu Lautsprecherboxen den oben bereits beschriebenen Sicherheitsabstand von mindestens 50 Zentimetern einzuhalten. Sollten Sie selbst Mitglied in einer Band sein, die elektrisch verstärkte Musik spielt, besprechen Sie mit Ihrem Kardiologen, wie Sie sich verhalten sollen. Bei ferngesteuertem Spielzeug oder Drohnen empfiehlt sich ein Abstand von 15 bis 20 Zentimetern zur Fernbedienung. Und schließlich gibt es für Hobbykeller und Garten eine Reihe elektrisch betriebener Maschinen, die das Arbeiten komfortabler machen. Zum Teil sind sie mit ordentlich Power ausgerüstet und/oder werden nah am Körper geführt. Achten Sie darauf, dass Sie Geräte wie Winkelschleifer, Bohrmaschinen, Kreis- und Stichsägen, Schweißgeräte oder Heckenscheren und Motorsägen mit etwa 30 bis 50 Zentimeter Abstand von Ihrem Aggregat führen. Wenn Sie unsicher sind, sprechen Sie auch darüber unbedingt mit Ihrem Kardiologen.

Sprechen Sie im Zweifel immer mit Ihrem Kardiologen.

Warensicherung im Einzelhandel

Im Einzelhandel werden die unterschiedlichsten Etiketten und Systeme zur Warensicherung eingesetzt. An den Kassen werden sie dann entfernt oder deaktiviert, sobald Sie Ihren Einkauf bezahlen. Zurzeit sind zur Detektion von Etiketten entweder niederfrequente Magnetfelder oder hochfrequente elektromagnetische Felder im Einsatz. Viele dieser Systeme sind für Sie unkritisch, dennoch stehen Ihnen dazu meist keine Informationen zur

Verfügung. Gleiches gilt für die Kontrollschleusen im Eingangsbereich: Auch hier können Sie als Laie nicht einschätzen, welche Systeme die einzelnen Häuser verwenden. Das Bundesamt für Strahlenschutz empfiehlt deshalb für die Eingangsbereiche von Warenhäusern: „Gehen Sie als Kunde zügig und möglichst in der Mitte eines Überwachungs- bzw. Schleusenbereichs durch Warensicherungsanlagen. Im Überwachungsbereich selbst sollten Sie nach Möglichkeit weder verharren noch die Sendeantennen zum Anlehnen nutzen oder berühren."

Lesetipp

Auf der Homepage des Bundesamtes für Strahlenschutz finden Sie viele weitere Informationen über elektromagnetische Felder: www.bfs.de

Autofahren

Patient

„Beruflich war ich nicht auf ein Auto angewiesen, sodass ich ohne größere Probleme meinen Beruf etwa sechs Wochen nach meiner Implantation wieder aufnehmen konnte. Nach etwa acht bis neun Wochen hatte ich genügend Mut und Sicherheit zurückgewonnen, um Auto zu fahren. Mit kleinen Fahrten habe ich begonnen und diese immer weiter ausgedehnt, bis nach rund zwei Jahren sogar wieder Urlaubsreisen bis ins Ausland anstanden. Aber: Eine selbstauferlegte Regel galt immer und tut es heute noch: Wann immer ich mich körperlich oder auch nur mental nicht sicher genug fühle, bleibt das Auto stehen. Das geschieht eher selten."

Helmut, mit Defi seit 1998

Die Leitlinien der Bundesanstalt für Straßenwesen

Zur Risikoabschätzung am Steuer gibt die Bundesanstalt für Straßenwesen regelmäßig sogenannte Begutachtungsleitlinien heraus.

Ob Sie nach der Implantation eines ICD wieder Auto fahren möchten, hängt nicht allein von dem Sicherheitsgefühl ab, mit dem Sie sich ans Steuer setzen. Es hängt vor allem davon ab, ob Sie medizinisch fahrtauglich sind. Das hängt wiederum davon ab, wie hoch Ihr Risiko für eine Herzrhythmusstörung mit Bewusstseinsverlust ist und welches Fahrzeug Sie führen möchten. Ursächlich bestimmend dafür ist Ihre Grunderkrankung. Um Ihr Risiko einschätzen zu können, gibt die Bundesanstalt für Straßenwesen regelmäßig sogenannte Begutachtungsleitlinien heraus (Fassung 31.12.2019). Ihnen liegt die *„Risk of Harm Formula"* der Kanadischen Gesellschaft zur Kardiologie zugrunde. Mit deren Hilfe lässt sich grob einschätzen, wie hoch bei Ihnen das Risiko eines plötzlichen Kontrollverlusts am Steuer durch einen Schock ist. Grundsätzlich gehen die Leitlinien davon aus, dass Patienten, die ihren Defi vorsorglich tragen, weniger gefährdet sind als Patienten, die ihren Defi nach einem Ereignis erhielten. Der regelmäßig kontrollierte Defi ist also ein Hilfsmittel, das Ihnen das Fahren wieder erlaubt. Zudem unterscheiden die Leitlinien zwei Fahrzeuggruppen.

Zur **Fahrzeuggruppe Eins** gehören Pkw, Mopeds, Motorräder sowie land- und fortwirtschaftliche Zugmaschinen bis 3,5 Tonnen.

- Wenn Sie den Defi vorsorglich tragen, dürfen Sie bei unkompliziertem Verlauf nach zwei bis drei Wochen wieder Fahrzeuge dieser Fahrzeuggruppe führen.
- Tragen Sie Ihren Defi als Sekundärprophylaxe, dürfen Sie frühestens drei Monate nach Ihrem Ereignis wieder ans Steuer. Ihr Kardiologe muss Ihnen zudem bescheinigen, dass die Wunde gut verheilt ist und der Defi funktioniert. Diese Dreimonatsregel gilt immer wieder aufs Neue, sobald Ihr Defi berechtigt überstimuliert oder einen berechtigten Schock abgibt. Je nachdem, wie viele berechtigte Ereignisse der Defi-

Speicher aufgezeichnet hat, wird der Kardiologe entscheiden, ob das Fahrverbot bestehen bleiben soll oder aufgehoben werden kann.

- Gibt Ihr Defi unberechtigte Überstimulationen oder Schocks ab, dürfen Sie erst dann wieder ans Steuer, wenn diese sicher verhindert werden.
- Auch für Autofahrer mit Defi gilt: Unwissenheit schützt vor Strafe nicht. Im Gegenteil: Beachten Sie das Fahrverbot nicht, ist dies kein Kavaliersdelikt! Stellt sich etwa nach einem Unfall heraus, dass Ihnen ein medizinisches Fahrverbot auferlegt wurde, kann dies erhebliche strafrechtliche und versicherungsrechtliche Folgen haben. Erkundigen Sie sich also danach, welche Regeln für Sie zu einem bestimmten Zeitpunkt gelten.

Auch für Autofahrer mit Defi gilt: Unwissenheit schützt vor Strafe nicht.

Zur **Fahrzeuggruppe Zwei** zählen Lkw über 3,5 Tonnen sowie Fahrzeuge wie Busse, mit denen mehr als acht Fahrgäste transportiert werden. In der zweiten Gruppe sind Patienten mit Defibrillator in aller Regel von der Fahrerlaubnis ausgeschlossen.

Hätten Sie's gewusst?

ICD-Patienten wird der Führerschein nicht offiziell von Amts wegen entzogen. Aufgrund der ärztlichen Schweigepflicht muss auch keine Meldung an die Behörden erfolgen. Medizinisch ist es aber dringend ratsam, sich an die Leitlinien zu halten und die Fahrpause so lange einzuhalten, bis Ihre Situation klar bewertet werden kann. Sprechen Sie auf jeden Fall mit Ihrem Kardiologen, bevor Sie sich wieder ans Steuer setzen. Umfangreiche Informationen dazu finden Sie auch in der Mediathek der Bundesanstalt für Straßenwesen: www.bast.de

Fahren mit dem Elektroauto

Elektroautos haben derzeit keine negativen Auswirkungen auf Defis und Schrittmacher.

Implantierte Defis können auf starke elektromagnetische Felder störungsanfällig reagieren. Eine Studie des Deutschen Herzzentrums München ergab 2018, dass von Elektroautos derzeit keine Gefahr für Defis und Schrittmacher ausgeht. Die Studie hatte dazu Elektroautos von vier Herstellern mit großen Marktanteilen untersucht. Auch im Inneren eines Fahrzeugs sind Sie als Defi-Patient laut dieser Studie gut abgeschirmt. Wenn, dann sei allenfalls das Aufladen ein kritischer Moment. Eine dauerhafte Entwarnung kann die Studie verständlicherweise nicht geben, da sich auch die Elektroautos in ihrer Bauweise und Ladetechnik weiterentwickeln.

Herzgesunde Ernährung

Als sich der US-amerikanische Ernährungswissenschaftler Ancel Keys (1904–2004) in den 1950er-Jahren in Süditalien aufhielt, stellte er fest, dass dort sehr wenige Menschen einen Herzinfarkt erlitten. Er forschte daraufhin in mehreren europäischen und afrikanischen Ländern und fand ein Muster, das auf einen Zusammenhang zwischen der Ernährung und einem erhöhten Cholesterinspiegel hindeutete. Diesen Zusammenhang sah Keys damals als Hauptursache der koronaren Herzkrankheit an. In der Folge entstand eine groß angelegte Langzeitstudie, bei der man 13.000 damals gesunde Männer aus sieben Ländern[6] 15 Jahre lang zu ihren Lebens- und Essgewohnheiten befragte. Das in den 1980er-Jahren veröffentlichte Ergebnis zeigte, dass die Menschen auf der griechischen Insel Kreta besonders gesund waren und länger lebten als in den anderen untersuchten Ländern. Sie deckten bis zu 40 Prozent ihres Kalorienbedarfs mit Olivenöl und verzehrten

6 USA, Niederlande, Finnland, Italien, Japan, Griechenland, damaliges Jugoslawien

gleichzeitig kaum tierische Fette. Das war die Geburtsstunde der „Kreta-Diät“. Mit diesem Begriff schließt sich auch ein weiterer Kreis – denn das griechische „díaita“ bedeutet so viel wie „Lebensweise“. Insofern ist die Diätetik als angewandte Ernährungswissenschaft heute neben der Operation und der Medikation die dritte Therapieform zu Ihrer körperlichen und seelischen Gesunderhaltung oder Heilung. Diätprodukte oder der zeitlich begrenzte einseitige Verzicht auf bestimmte Lebensmittel haben mit der „díaita“ der alten Griechen jedoch nichts zu tun. Sie sind vielleicht kurzfristig erfolgreich, dauerhaft jedoch weder zu empfehlen noch durchzuhalten.

Essen wie am Mittelmeer

Nicht der Defi ist der Grund, weshalb Sie Ihre Ernährung umstellen sollten, sondern Ihre zugrunde liegende Herzerkrankung. Über kurz oder lang wird sie Ihre Ernährung bestimmen, sodass Sie einige Lebensmittel von Ihrem Speiseplan streichen sollten. Auch wenn Ihnen das nicht leichtfällt, so gibt es doch eine gute Botschaft: Es hilft! Besprechen Sie mit Ihrem Arzt und einer qualifizierten Ernährungsfachkraft, wie Sie Ihre Ernährungsgewohnheiten mit einer langfristigen Strategie umstellen können. Vielleicht kommt ja sogar dabei heraus, dass Sie gar nicht so viel ändern müssen, wie Sie befürchten.

Als herzgesunde Kost gilt heute die mediterrane Ernährung in einer angepassten Variante der „Kreta-Diät“. Abgesehen davon, dass Sie dadurch an Gewicht verlieren, ist vor allem durch viele Studien belegt, dass sie das Risiko für Herzerkrankungen, Diabetes und Schlaganfälle deutlich reduziert und die Cholesterinwerte sowie den Blutdruck verbessert. Die Ergebnisse aus PREDIMED[7] – einer der größten Langzeitstudien zum Thema – belegten etwa ein um rund 30 Prozent geringeres Risiko für eine kardiovaskulä-

Mediterrane Kost reduziert Studien zufolge deutlich das Risiko für Herzerkrankungen, Diabetes und Schlaganfälle.

7 Deutsches Ärzteblatt, www.aerzteblatt.de, 14. Juni 2018

re Erkrankung bei Teilnehmern, die ihre Fette hauptsächlich aus Olivenöl oder Nüssen bezogen. Zudem führt demnach der Konsum von zusätzlichen fünf bis sechs Esslöffeln Olivenöl pro Woche zu einem um 38 Prozent verringerten Risiko für Herzrhythmusstörungen.

Hätten Sie's gewusst?
Kalt gepresstes Olivenöl „vergine" oder „extra vergine" gilt als die Königin unter den Olivenölen. Inhaltlich kennzeichnend für ein hochwertiges Olivenöl ist ein hoher Gehalt an sogenannten Polyphenolen. Sie machen sich beim puren Verzehr durch ein Kratzen im Hals bemerkbar. Ein hochwertiges Olivenöl ist eine gute Investition, jedoch nicht preiswert.

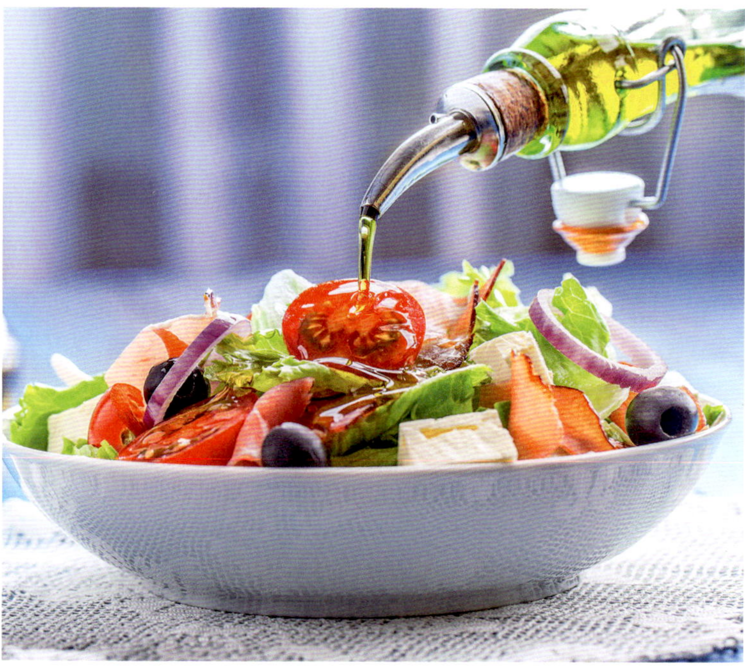

Die herzgesunde „Kreta-Diät" enthält viel gesunde Fette und Gemüse.

Diese Lebensmittel reduzieren Ihr Risiko

Die Hauptbestandteile der mediterranen Ernährung sind nicht große Portionen Pasta oder Pizza, sondern Gemüse und Obst und mäßige Portionen Milchprodukte und Käse. Als gesunde Fettlieferanten dienen Olivenöl und Nüsse, aber auch Hülsenfrüchte und Samen. Empfehlenswert sind zudem Rapsöl und Leinöl oder Hanföl. Letztere, weil sie ebenso wie Fisch Omega-3-Fettsäuren enthalten, die sich günstig auf den Cholesterin- und Fettsäurespiegel auswirken. Auch mit dem „Risikofaktor Salz“ sollten Sie umgehen lernen: Zwei Teelöffel entsprechen der empfohlenen Ration von täglich fünf bis sechs Gramm. Ein versteckter Salzlieferant ist übrigens Brot. Wenn Sie Salz vermeiden möchten, können Sie dies besonders effektiv, indem Sie weniger Brot essen. Was Ihren Alkoholgenuss betrifft, bleibt er im gesunden Rahmen, wenn Sie an maximal fünf Wochentagen jeweils nicht mehr als 0,33 Liter Bier oder 0,1 Liter Wein konsumieren.

- **Knackig und vitaminreich:** Reichlich frisches Obst und Gemüse liefern Ihnen Vitamine (C, A, E), Folsäure, sekundäre Pflanzenstoffe und Antioxidantien. Sie wirken positiv auf Ihr Herz-Kreislauf-System, indem sie etwa den Cholesterinspiegel auf natürliche Weise senken oder als sogenannte Radikalfänger aggressive Stoffwechselmoleküle inaktivieren. Zwiebeln, Knoblauch, Tomaten oder Oliven und schwarzer Tee enthalten viele Antioxidantien. Auch tiefgekühlt ist Gemüse übrigens eine gute Alternative. Würzen Sie es dann aber lieber selbst, damit Sie Ihren Salzkonsum im Blick behalten.

Vitamine und gesunde Fette senken den Cholesterinspiegel.

- **Fisch toppt Fleisch:** Fleisch liefert Eiweiß, Eisen und B-Vitamine. Über rotes Fleisch sollten Sie außerdem wissen, dass es die Konzentration von Trimethylamin-N-Oxid (TMAO) im Blut erhöht und deshalb mit einem verstärkten Risiko für Herzkrankheiten in Verbindung gebracht wird. Wenn Sie Fleisch mögen, steigen Sie um auf mageres Geflügel. Mehrmals pro Woche kann jedoch Fisch wie Lachs, Makrele oder Kabeljau auf Ihrer Speisekarte stehen. Fisch liefert ebenfalls Eiweiß, enthält aber einen höheren Anteil an ungesättigten Fettsäuren als Fleisch. Besonders seine Omega-3-Fettsäuren können Ablagerungen in den Blutgefäßen entgegenwirken. Auch bei Fisch gilt: Tiefkühlware ist eine gute Alternative zu frischem Fisch. Meiden Sie jedoch panierte oder gewürzte Ware sowie Fisch aus Fischfarmen. Insbesondere bei Lachs kann der Einsatz von Antibiotika und unnatürlichem Futter die Tiere und damit auch das Lebensmittel Fisch belasten.

- **Vorrang für hochwertige Milchprodukte:** Milchprodukte enthalten Proteine und wie alle tierischen Nahrungsmittel viele ungesättigte Fettsäuren. Greifen Sie deshalb auf hochwertige Milch und fermentierte Milchprodukte wie zum Beispiel Joghurt, Kefir und Käse zurück. Bei Fruchtjoghurts sollten Sie zudem auf die Inhaltsangaben achten. Sie enthalten zum Teil ähnlich viel Zucker wie eine Tafel Schokolade. Naturjoghurt mit Honig und frischem Obst ist deutlich gesünder.

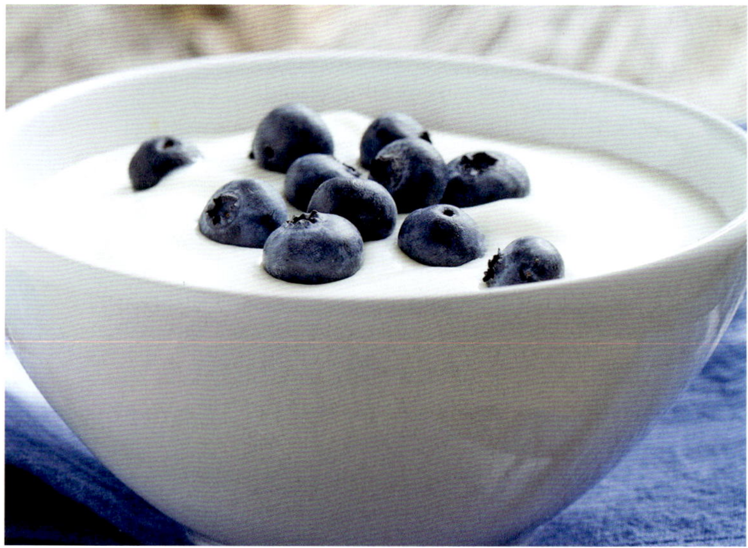

Fruchjoghurts enthalten meist sehr viel Zucker. Bevorzugen Sie hochwertige Milchprodukte mit frischem Obst.

- **Volles Korn voraus:** Getreide enthält hochwertiges Eiweiß, Vitamine, Mineralstoffe sowie Ballaststoffe, die für eine gute Verdauung sorgen. Für eine herzgesunde Ernährungsweise sind Weizen, Dinkel, Reis, Mais, Hirse und daraus hergestellte Produkte wie Vollkornbrot, Vollkornnudeln oder Müsli deshalb elementar. Sie halten lange satt und binden unter anderem Cholesterin im Körper. Probieren Sie auch einmal Hartweizengrieß oder Bulgur.
- **Der süße innere Schweinehund:** Es gibt wahrscheinlich niemanden, den nicht ab und zu die Lust auf Süßes plagt. Wenn das frischeste Obst oder die knackigste Möhre Sie dann nicht tröstet, versuchen Sie es mit getrockneten Aprikosen, Datteln, Feigen oder Bitterschokolade mit mindestens 75 Prozent Kakaogehalt.
- **Durst gesund löschen:** Wasser mit oder ohne Kohlensäure ist nicht nur ein hervorragender Durstlöscher, es gibt Ihrem Körper auch am effektivsten die Flüssigkeit zurück, die Sie zum Beispiel durch Atmen oder Schwitzen täglich verlieren. Mit einem Schuss Fruchtsaft, einer Zitronenscheibe oder ein paar Minzblättern bringen Sie gesunden Geschmack an das Lebenselixier. Auch Tee ist immer eine gute Alternative. Unverdünnte Fruchtsäfte oder Limonaden enthalten hingegen viel Zucker, der den Stoffwechsel negativ beeinflusst und zu viele ungesunde Kalorien liefert.

Experte

„‚Eure Nahrung sei eure Medizin, und eure Medizin eure Nahrung.' Dieses Zitat wird dem Begründer der Medizin in Europa, Hippokrates von Kos aus dem antiken Griechenland, zugeschrieben. Bis heute berufen sich Mediziner auf ihn mit dem Hippokratischen Eid. Auch moderne Forschungen zum Einfluss der Ernährung auf die Gesundheit belegen Hippokrates' Sichtweise eindrücklich. Mit einer gesunden Ernährung kann jeder Herzpatient seine Therapie optimieren. Eine vollwer-

tige Ernährung mit frischen und wenig verarbeiteten Lebensmitteln und Wasser in der Verbindung mit regelmäßiger Bewegung hilft besonders bei koronaren Herzerkrankungen, ihr Fortschreiten zu stoppen. Außerdem stärken Patienten damit ihr Herz-Kreislauf-System und verbessern ihre Prognose und ihre Lebenserwartung. Gerade deshalb ist es auch erstrebenswert, ein Normalgewicht zu erreichen."

Dr. med. Olaf Heinemann-Vechtel ist niedergelassener Facharzt für Allgemeinmedizin – Chirotherapie, Akupunktur und Naturheilverfahren. Seine Praxis in Münster ist Akademische Lehrpraxis der Westfälischen Wilhelms-Universität.

Das Grapefruitphänomen

Grapefruits und andere Zitrusfrüchte können die Wirkung Ihrer Arzneimittel beeinflussen.

Wissenschaftler bewiesen 1989 erstmals, dass Grapefruits Stoffe enthalten, die verhindern, dass Arzneimittel im menschlichen Darm abgebaut werden. Dadurch erhöht sich deren Wirkung. Schon ein Glas Grapefruitsaft pro Tag kann die Wirkstoffkonzentration Ihrer Medikamente ansteigen lassen. Damit dies keine gefährlichen Folgen für Sie hat, sollten Sie mit Ihrem Arzt oder Apotheker klären, ob die Ihnen verschriebenen Arzneimittel mit Grapefruits reagieren. Mittlerweile sind über 80 Arzneistoffe bekannt, die auf die Stoffe in Grapefruits reagieren. Darunter sind auch viele gängige Präparate wie Herz-Kreislauf-Mittel, Antibiotika, Krebsmittel und Blutfettsenker. Auch von Pampelmusen, Limetten und Bitterorangen weiß man, dass sie ähnliche Effekte haben. Achten Sie deshalb auch im Hotel oder auf Partys darauf, ob diese Früchte sich nicht im Obstsalat oder in Cocktails verstecken. Die gute Nachricht aber nun zum Schluss: Orangen und Orangensaft sind erwiesenermaßen unbedenklich.

Reisen

Es gibt wohl ähnlich viele „Reisetypen“ wie es Defi-Patienten gibt: Manfred hat nach seiner Implantation schon mehrere Flugreisen unternommen. Für Marion ist ein Besuch bei den Kindern in Süddeutschland bereits eine Herausforderung. Bei ihr sind es weniger die medizinischen Gründe als eine emotionale Unsicherheit, die sie vom Reisen abhält. Ähnlich ist es auch bei Helga. Sie selbst hat keine Bedenken, doch ihr Ehemann scheut sich wegen ihres Defis noch vor einer Reise. Die wichtigsten Reiseratschläge lauten deshalb:

- Reisen Sie erst dann, wenn Sie mit dem Defi gut zurechtkommen, mit Ihrem Arzt gesprochen haben und sich alle Beteiligten mit dem Gedanken an das Reisen wohlfühlen.
- Versäumen Sie wegen einer Reise keinen Kontrolltermin.
- Klären Sie im Vorfeld medizinisch ab, welches Reiseziel, welches Klima und welche Urlaubsaktivitäten für Sie angemessen sind.
- Stärken Sie Ihr Sicherheitsgefühl, indem Sie Ihre Reise umsichtig planen.
- Fragen Sie in Ihrer Klinik nach einer Reiseberatung. Dort nimmt man sich außerhalb der kardiologischen Sprechstunde Zeit für Ihr Anliegen.
- Das Auswärtige Amt gibt regelmäßig aktuelle Informationen zu Auslandsreisen heraus. Dort finden Sie auch die kostenlose App „Sicher Reisen“: www.auswaertiges-amt.de

Sprechen Sie im Vorfeld mit Ihrem Arzt darüber, welches Reiseziel und welche Urlaubsaktivitäten für Sie angemessen sind.

Experte

„Patienten mit einem Defibrillator können zur Planung einer Reise eine reisemedizinische Beratung durchführen lassen. In Abhängigkeit des Reiseziels sind teilweise notwendige Impfungen erforderlich, sodass eine entsprechende Beratung bereits drei bis sechs Monate vor der Reise erfolgen muss. Daher sollte frühzeitig an eine reisemedizinische Beratung vor Reisebeginn gedacht werden, damit der Urlaub dann auch mit Freude angetreten werden kann."

Dr. med. Sven Kaese ist Facharzt für Innere Medizin und Kardiologie mit der Zusatzqualifikation Herzinsuffizienz. Er ist Oberarzt in der Abteilung für Kardiologie und Internistische Intensivmedizin am Johannes Wesling Klinikum Minden, das seit 2016 im Verbund der Mühlenkreiskliniken ein Universitätsklinikum der Ruhr-Universität Bochum ist.

Die wichtigsten Reisedokumente

Für alle Reisen innerhalb der Europäischen Union (EU) reicht Ihr **Personalausweis.** Andere Länder verlangen zusätzlich einen **Reisepass** und/oder ein **Visum,** die zum Teil weit länger gültig sein müssen, als Ihre Reise dauert. Wenn Sie außerhalb der EU Auto fahren möchten, brauchen Sie auch einen **internationalen Führerschein** – bei einem Leihwagen macht er auch innerhalb der EU Sinn. Der Nachweis über Ihre **Krankenversicherung** erleichtert die Behandlung sowie den Zugang zu Medikamenten im Ausland. Im Notfall hilft er auch beim Rücktransport. Prüfen Sie auch, ob Ihre **Kreditkarte** für das Zielland freigeschaltet ist und einen ausreichenden Kreditrahmen hat.

Gut vorbereitet mit einem gut sortierten Reisegepäck

Vermutlich sind Sie auch schon weitgehend „digital unterwegs". Dann fotografieren Sie Ihre Dokumente ab und speichern alles in einem Ordner auf Ihrem Smartphone, Ihrem Laptop oder Ihrem Tablet. Sie können auch einen Stick für den Koffer und einen für das Handgepäck mitnehmen, auf dem Sie wichtige Unterlagen, Dokumente und Fotos speichern.

Fotografieren Sie Ihre Dokumente mit Ihrem Smartphone, damit sie immer griffbereit sind.

Zudem gehören folgende Unterlagen in Ihre Reisetasche:

- der aktuelle Arztbrief mit den Diagnosen, der Medikation und eventuellen Medikamentenallergien
- der ICD-Ausweis
- eine Medikamentenliste mit Dosierungs- und Wirkstoffangaben
- der Marcumar-Ausweis bzw. der Hinweis über die Einnahme anderer Gerinnungshemmer
- ein Allergiepass, falls Sie unter Allergien leiden
- ein internationaler Impfpass, falls Sie in ein Land reisen, für das Sie Impfungen benötigen
- die Adressen von Krankenhäusern, die sich in der Nähe Ihres Urlaubsortes mit Ihrem Aggregat auskennen. Auf ihren Homepages bieten die meisten Herstellerfirmen von ICDs dazu eine weltweite Suchmaske an.
- Je nachdem, wo Ihre Reise hingeht, sollten Ihre Dokumente und Angaben auch in englischer Sprache vorliegen.
- Nehmen Sie Ihre Medikamente bei Flugreisen mindestens in doppelter Menge mit: einmal im Reisegepäck und einmal im Handgepäck. Erlaubt ist das dort auch zusätzlich zum 1-Liter-Beutel. Mit einem ärztlichen Attest weisen Sie bei der Kontrolle nach, dass Sie die Medikamente bei sich führen müssen.
- Medikamente tragen im Ausland andere Namen, die Namen der Wirkstoffe sind weltweit gleich. Bitten Sie Ihren Arzt oder Ihre Apothekerin, Ihnen eine Wirkstoffliste Ihrer Medikamente zusammenzustellen.

Thrombosevorsorge

Auch wenn Sie „nur“ sitzen: Lange Reisen mit dem Pkw, der Bahn oder dem Flugzeug sind körperlich anstrengend. Kleiden Sie sich deshalb so bequem wie möglich und trinken während der Reise ausreichend, allerdings keinen Alkohol. Um einer Thrombose vorzubeugen, die durch langes Sitzen entstehen kann, empfiehlt es sich, Kompressionsstrümpfe zu tragen, Ihre Füße regelmäßig zu bewegen und öfter ein paar Schritte zu gehen. Im Zug und im Flugzeug sind deshalb Gangplätze mit mehr Beinfreiheit vorteilhaft. Je nachdem, wie hoch Ihr Risikopotenzial ist, können Sie Ihren Kardiologen auch fragen, ob Medikamente sinnvoll sind, die Ihre Blutgerinnung hemmen.

Wenn Sie reisen, aber auch, wenn Sie lange sitzen, sollten Sie am besten Kompressionsstrümpfe tragen, um einer Thrombose vorzubeugen.

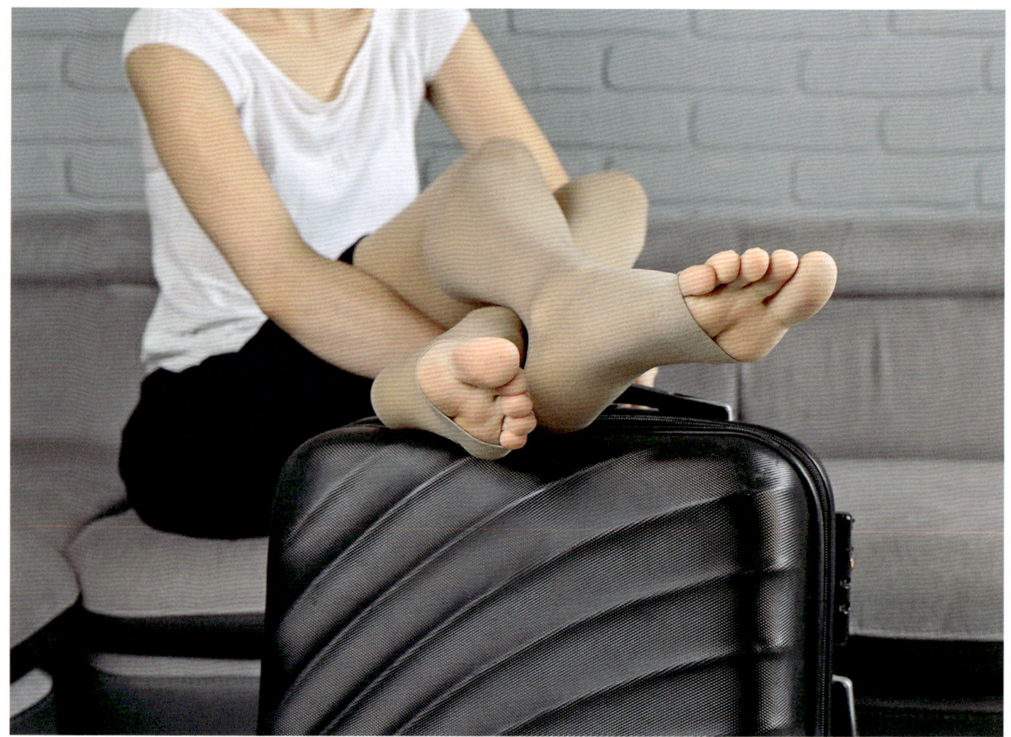

Flugreisen und Sicherheitskontrollen

Eine Flugreise beginnt lange bevor Sie an Bord gehen. Wenn Sie sich bereits ausreichend Zeit bei der Anreise zum Flughafen nehmen, vermeiden Sie unnötigen Zeitdruck vor dem Einchecken und legen die weiten Wege am Flughafen mit mehr Ruhe zurück. Ein Stressfaktor, der viele Defi-Patienten immer wieder verunsichert, sind die Sicherheitsschleusen. Die gute Nachricht ist: 2017 wies eine Studie nach, dass die fest installierten Körperscanner Ihr Aggregat nicht beeinflussen und deshalb sicher sind. Anders ist dies bei den von Hand geführten Metalldetektoren. Sie erzeugen ein elektromagnetisches Feld und können das Aggregat beeinflussen, wenn sie mehrfach und unmittelbar darübergeführt werden.

Sicherheitsschleusen am Flughafen gelten oft als verunsichernder Stressfaktor vieler Patienten. Aber kein Grund zur Panik: Körperscanner am Flughafen beeinflussen das Aggregat in der Regel nicht.

Um die Sicherheitsschleuse zu umgehen und per Hand abgetastet werden zu können, brauchen Sie unbedingt Ihren Defi-Ausweis. Zeigen Sie ihn zu Ihrer eigenen Sicherheit unaufgefordert vor, dann können Sie eine manuelle Sicherheitskontrolle erhalten. In aller Regel verläuft der Sicherheitscheck auch im Ausland problemlos – vor allem, wenn sich in Ihrem Defi-Ausweis für den internationalen Reiseverkehr auch ein englischsprachiger Hinweis auf Ihren Defi befindet. Rechnen Sie aber auch damit, dass Sicherheitskräfte schlicht nicht wissen, was ein Defibrillator ist, und daher dennoch den Metalldetektor verwenden wollen. Bleiben Sie dann trotzdem ruhig und geduldig und bitten um eine zügige Durchsuchung, ohne dass der Detektor über Ihr Aggregat geführt wird.

Praxistipp

Falls Sie in eine andere Zeitzone reisen, lassen Sie vor Reiseantritt in Ihrem Defi bei Bedarf Funktionen angleichen, die sich nach der Tageszeit richten.

Der Defi in der Höhe: Fliegen und Urlaub in den Bergen

In einer Flugzeugkabine herrscht ein künstlich erzeugter Luftdruck, bei dem der Körper glaubt, er befinde sich zwischen 1.500 und 2.500 Metern Höhe. Da der Sauerstoffgehalt in der Kabinenluft dadurch geringer ist, reagieren herzkranke Menschen recht schnell mit Müdigkeit, Kopfschmerzen oder Konzentrationsstörungen. Patienten mit einer Herzinsuffizienz leiden auch häufig an Luftnot. Wie gut Sie die Höhe vertragen und ob bei Ihnen künstlich Sauerstoff zugeführt werden muss, können Sie mit einem Belastungs-EKG und einem Hypoxietest klären lassen. Bei Letzterem wird der Sauerstoffgehalt in Ihrer Atemluft langsam auf das Niveau der Kabinenluft gesenkt, während Sie auf einem Laufband gehen. Ein Hypoxietest gehört zu den nicht notwendigen medizinischen Leistungen und wird nach der Gebührenordnung für Ärzte (GOÄ) abgerechnet (2020: etwa 30 Euro).

Sobald die Luft dünn wird, gelten bei einer Herz-Kreislauf-Erkrankung besondere Anforderungen.

Was für das Fliegen gilt, trifft auch auf einen Urlaub in größerer Höhe zu: Sobald die Luft wortwörtlich dünn wird, gelten bei einer Herz-Kreislauf-Erkrankung besondere Anforderungen. Vor einem Urlaub in Südtirol, Österreich oder den Bayerischen Alpen sollten Sie daher sichergehen, ob die Höhe Ihres Urlaubsortes und die dort von Ihnen geplanten Aktivitäten mit Ihrer gesundheitlichen Verfassung kompatibel sind. Auch hier hilft zur Klärung ein Hypoxietest. Für den Fall, dass Sie wandern wollen, kann das Laufband auch Steigungen simulieren.

Hätten Sie's gewusst?

Sie kennen sicher den Druck auf den Trommelfellen, wenn Sie fliegen. Er entsteht, weil sich die körpereigenen Gase durch den künstlich erzeugten niedrigen (Höhen-)Luftdruck in der Flugkabine um bis zu 30 Prozent ausdehnen. Da sich dadurch auch das Gewebe dehnt, sollten Sie nach einer Operation erst wieder fliegen, wenn Ihre Narben verheilt sind.

Urlaub in der Sonne

Hohe Temperaturen können für Defi-Patienten bereits belastend sein, wenn andere Menschen sie noch als angenehm empfinden. Hier helfen dunkle Räume, ein nächtliches Durchlüften und so wenig körperliche Betätigung wie möglich. Je nach Ihrer Grunderkrankung sollten Sie außerdem gut darauf achten, wie Sie mit Ihrer Getränkezufuhr haushalten. Wenn Sie gerne in der Sonne liegen, nimmt Ihr Defi dadurch keinen Schaden. Schützen Sie jedoch Ihre Aggregatnarbe – wie eigentlich alle Narben – vor direkter und intensiver Sonneneinstrahlung. Unbedenklich für das Aggregat sind auch die Sonnenbank, der Whirlpool und die Sauna. Letztere sollten Sie jedoch nur besuchen, wenn Ihr Arzt dies aufgrund Ihres allgemeinen Gesundheitszustands erlaubt.

Hätten Sie's gewusst?
Das Medikament Amiodaron (Cordarex®) fördert die Photosensibilisierung der Haut. Es führt häufig zu Hautrötungen und bei Sonneneinstrahlung auch zu einer violett-gräulichen Hautfarbe (Pseudozyanose). Amiodaron-Patienten sollten ihre Haut deshalb durch Kleidung, Cremes mit hohem Lichtschutzfaktor und Aufenthalte im Schatten schützen. Auch Solarien sollten sie meiden.

Bewegung und Sport – geht das mit Defi?

Experte

„Für herzkranke Menschen ist es vielleicht noch entscheidender, in Bewegung zu bleiben, als für andere Patienten. Denn durch die Bewegung trainieren sie ihr Herz und ihr Herz-Kreislauf-System. Wichtig ist dabei, in einem Tempo zu bleiben, das ihnen entspricht und das keine zu hohen Belastungsspitzen erzeugt. Das heißt, dass man zuvor mit dem Kardiologen oder dem

Sportmediziner auf Basis eines Belastungs-EKGs unbedingt festlegen sollte, in welchen Rahmenbedingungen man sich bewegen darf.“

Dr. med. Christian Fechtrup ist Facharzt für Innere Medizin – Kardiologie/Angiologie, Mitglied der *European Society of Cardiology* (EFSC) und niedergelassen in der Praxis für Innere Medizin in Münster.

Auch wenn Sie als Herzpatient Angst vor Belastung haben: Gerade für Sie ist es wichtig, aktiv zu bleiben oder zu werden. Sport und Bewegung tun Ihnen nicht nur körperlich gut, sondern haben zudem im Zusammensein mit anderen eine wichtige soziale Funktion. Die gute Nachricht ist, dass Sie grundsätzlich auch mit einem Defi dauerhaft Sport treiben können. Je nach Grunderkrankung reicht das Spektrum allerdings vom leichten Spazierengehen bis hin zum ambitionierten Fitnesstraining. Der limitierende Faktor für Ihre Aktivitäten ist also nicht Ihr Defi, sondern Ihre körperliche Verfassung sowie Ihre individuelle Kondition. Abhängig davon, ob Sie etwa einen Herzinfarkt durchgemacht haben, ob bei Ihnen eine strukturelle Herzerkrankung diagnostiziert wurde oder ob Sie zum Beispiel das Brugada-Syndrom und ansonsten keine weiteren Erkrankungen haben, wird Ihr Trainingsplan also sehr unterschiedlich aussehen. Deshalb:

- Besprechen Sie Ihre Sport- und Bewegungsoptionen immer mit Ihrem Kardiologen.
- Ziehen Sie bei Bedarf Sportmediziner zurate.
- Wenn Sie unsicher sind, machen Sie einen Fitnesscheck.
- Halten Sie sich an die besprochenen Vorgaben und Grenzen.

Eine individuelle herzgesunde Bewegung ist auch für Defi-Patienten empfehlenswert.

Falls der Begriff Sport bei Ihnen sorgenvolle Gedanken hervorruft, weil Sie damit körperliche Verausgabung und Anstrengung verbinden: Sport ist ein relativer Begriff, hinter dem für Defi-Patienten immer die individuelle herzgesunde Bewegung steht. Hören Sie also auch auf Ihren Bauch und beobachten Sie Ihr körperliches Befinden. Bedenken Sie immer: Es nutzt niemandem etwas, wenn Sie sich überanstrengen. Grundsätzlich empfehlenswert sind Ausdauersportarten wie Nordic Walking, Laufen, Rudern oder das Ergometertraining. Sie eignen sich deshalb so gut, weil Sie dabei das Tempo und die Intensität Ihrer Belastung selbst bestimmen können. Eine sehr gute Option ist auch das Spazierengehen bis hin zum Wandern. Beides ist in jedem Alter möglich, weil Sie auch dabei Tempo und Streckenwahl variabel an Ihre Möglichkeiten anpassen können. Wie alle Ausdauersportarten wirkt auch das Gehen blutdrucksenkend, beugt Stress vor und baut überflüssige Pfunde ab. So reduzieren Sie buchstäblich „im Vorbeigehen" wichtige Risikofaktoren für Herz-Kreislauf-Erkrankungen.

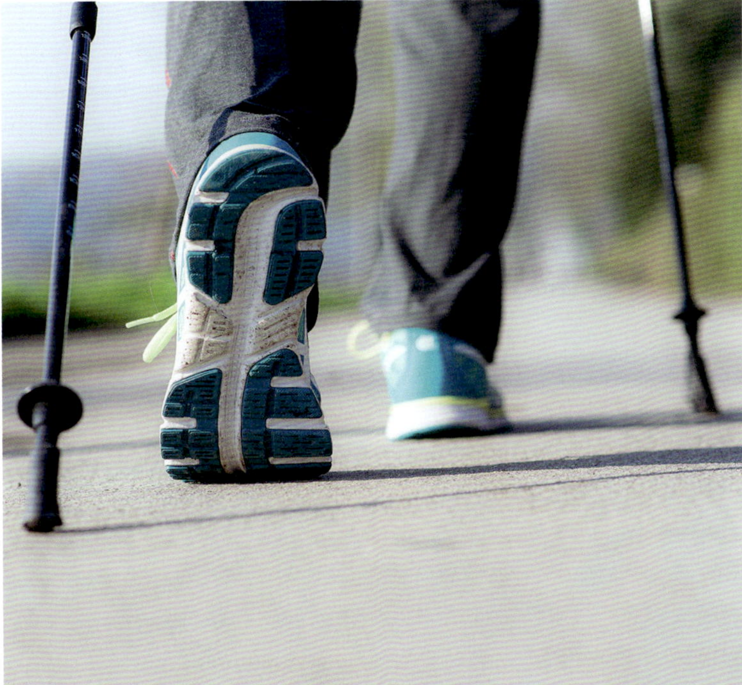

Sport heißt für Sie als Defi-Patient in erster Linie gesunde Bewegung, die auch Spaß machen darf!

Herzgesunde Bewegung

Ein gelungener Einstieg in die herzgesunde Bewegung sind Herzsportgruppen. Ihr großer Vorteil ist, dass Sie dort Gleichgesinnte treffen und mit ihnen auf einem ähnlichen Niveau trainieren. Außerdem ist neben den Übungsleitern, die speziell für Herzpatienten qualifiziert sind, immer ein Arzt anwesend, der prüft, ob Sie Ihre Leistungsgrenzen nicht überschreiten. Teilnahmevoraussetzung für eine Herzsportgruppe ist ein Arztschreiben, auf dem vermerkt ist, was Sie trainieren dürfen. Herzsportgruppen sind also ein guter Einstieg, wenn Sie sich (wieder) an das Thema Sport herantasten möchten. Sobald Sie sich dann sicherer fühlen und Ihre Grunderkrankung es zulässt, können Sie auch andere Sportarten ausprobieren.

Rehabilitationssport (Reha-Sport)

Der Rehabilitationssport zählt zu den „ergänzenden Leistungen zur Rehabilitation" und kann von den gesetzlichen Krankenkassen übernommen werden.[8] Auch für Herzsportgruppen übernehmen die gesetzlichen Krankenkassen oft die Kosten. Mit dieser Leistung wollen die Versicherer Sie dabei unterstützen, die Erfolge Ihrer bisherigen Behandlungen zu festigen oder zu steigern. Außerdem wollen sie damit Menschen mit Schwerbehinderung die dauerhafte gesellschaftliche Teilhabe und die Teilnahme am Arbeitsmarkt ermöglichen. Da Sie als Defi-Träger einen Anspruch auf eine amtlich festzustellende Schwerbehinderung haben und damit ein Grad der Behinderung (GdB) von mindestens 50 einhergeht, können Sie grundsätzlich vom Reha-Sport profitieren. Mehr dazu lesen Sie im Kapitel „Soziale und berufliche Teilhabe" auf Seite 119. Damit Ihre Krankenkasse für die Kosten des Reha-Sports aufkommt, gelten außerdem folgende Anspruchsvoraussetzungen:

> Defi-Patienten erhalten einen Grad der Behinderung von 50, wodurch der Reha-Sport grundsätzlich von den Krankenkassen übernommen wird.

8 § 43 Fünftes Buch Sozialgesetzbuch (SGB V) und § 64 Abs. 1 Nr. 3 und 4 Neuntes Buch Sozialgesetzbuch (SGB IX)

- Sie sind Mitglied in einer gesetzlichen Krankenkasse.
- Sie besitzen eine ärztliche Verordnung für eine der beiden Leistungen.
- Es ist kein anderer Kostenträger für die Leistung zuständig (gesetzliche Rentenversicherung, gesetzliche Unfallversicherung oder Träger der Kriegsopferversorgung).
- Die Leistungen werden von einem zugelassenen Anbieter erbracht.

Erwachsene erhalten im Normalfall einmalig bis zu 90 Übungseinheiten, die sie binnen zwei Jahren in Anspruch nehmen können – Kinder und Jugendliche sogar 120 Übungseinheiten. In einigen Fällen kann sich auch ein erneuter Leistungsanspruch ergeben. Informieren Sie sich darüber hinaus auch über die vielen kostenlosen Leistungen, die Krankenkassen mittlerweile zur Prävention im Portfolio haben.

Bei welcher Sportart ist Vorsicht geboten?

Nach der Implantation bildet sich um das Aggregat eine Tasche aus Bindegewebe. Damit dies für Sie nicht schmerzhaft ist, sollten Sie die Körperseite, in der das Aggregat liegt, in der ersten Zeit grundsätzlich schonen. Während dieser Zeit ist auch das Risiko erhöht, dass die Elektroden verrutschen. Nach etwa sechs Wochen können Sie dann – je nach persönlicher Verfassung – die meisten Sportarten wieder ausüben. Trotzdem gibt es typische Aktivitäten, bei denen Sie Vorsicht walten lassen sollten. Dazu gehören vor allem Sportarten, die durch ruckartige oder sich wiederholende Bewegungen sowie durch intensiven Körperkontakt auf das Aggregat oder die Elektroden einwirken können.

- Beim Schwimmen, Klettern, Rennradfahren und natürlich auch bei allen Risikosportarten ist Vorsicht geboten.
- Spielen Sie Golf und Tennis mit Bedacht und in Maßen. Vor allem, wenn Sie linkshändig Tennis spielen und beim Golfen

über die linke Schulter drehen. Buchstäblicher Knackpunkt sind bei beiden Sportarten die Elektroden. Durch die immer gleichen Armbewegungen können diese bei zu intensivem Spielen brechen. Rechtshändig spielende Golfer oder Tennisspieler können alternativ von einer Implantation im linken Schlüsselbeinbereich profitieren.

Bei Ballsportarten, Sport mit hartem Körperkontakt oder auch Sport unter extremen Druckverhältnissen ist für Defi-Patienten Vorsicht geboten.

- Ballsportarten wie Fußball, Volleyball, Handball oder Basketball sind nicht generell verboten, allerdings kann es dabei zu harten Schlägen auf das Aggregat kommen, die das System schädigen können. Eine Orthese zum äußerlichen Schutz kann hier sinnvoll sein.
- Sportarten mit hartem Körperkontakt wie Boxen oder Kampfsportarten sollten Sie nicht ausüben.
- Bei allen Sportarten, bei denen Sie es mit extremen Druckverhältnissen zu tun haben, sollten Sie achtsam sein und zwingend Ihren Arzt kontaktieren. Dazu gehört das Tauchen ebenso wie die Hochgebirgstour. Ihr Kardiologe und der Gerätehersteller können Sie darüber informieren, ob und wie tief Sie tauchen dürfen und bis zu welcher Tiefe Ihr Defi zum Tauchen geeignet ist. Wenn Sie zum Bergwandern extrem hoch hinaus wollen, empfiehlt sich auf jeden Fall ein Hypoxietest. Mehr darüber lesen Sie auch auf Seite 104 im Kapitel „Der Defi in der Höhe: Fliegen und Urlaub in den Bergen“.

Trainingspuls und Defi

Atemnot, ein Engegefühl im Brustbereich und schwere Beine sind Anzeichen für zu hohe Belastung beim Sport.

Wenn Sie sich als Herzpatient zu sehr belastet haben, spüren Sie das recht schnell. Sie leiden dann unter Atemnot, einem Engegefühl im Brustbereich oder schweren Beinen. Richtschnur für Ihre sportlichen Aktivitäten ist Ihr Puls. Er sollte so schlagen, dass Sie keine Atemnot verspüren. Wie stark Sie sich belasten können und dürfen, können Sie ganz einfach über ein Belastungs-EKG herausfinden. Ihr Defi kann außerdem so programmiert werden, dass er Ihre individuelle sportliche Belastungsgrenze in die Analyse Ihrer Herztätigkeit einbezieht. Ärzte, Fitnesstrainer oder Sporttherapeuten können Ihnen dann für das geeignete Training wichtige Hinweise geben.

Praxistipp

Sorgen Sie dafür, dass alle, mit denen Sie gemeinsam Sport treiben, wissen, dass Sie Defi-Patient sind. Auch im Fitnessstudio oder in Ihrem Sportverein sollten alle Trainer und wichtigen Bezugspersonen Ihre Situation kennen. Im Notfall kann man schneller reagieren und Ihnen helfen.

Alle, mit denen SIe Sport treiben, sollten wissen, dass Sie Defi-Patient sind. So können sie im Notfall schneller reagieren.

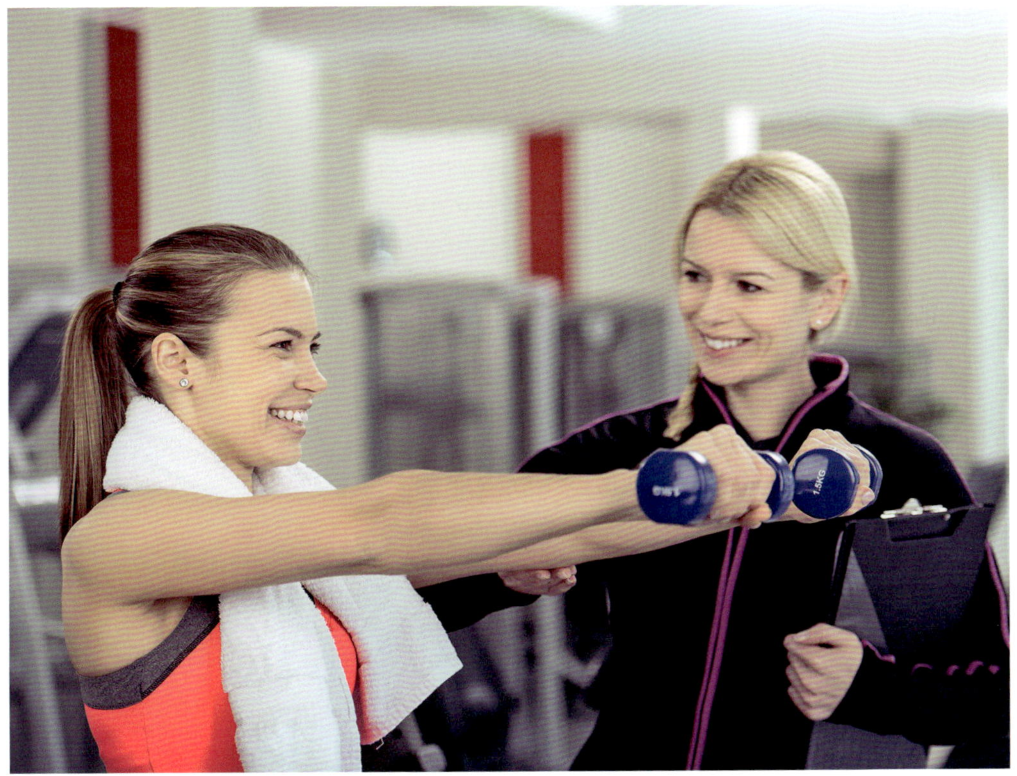

Fitnesscheck

Ein Fitnesscheck liefert in jedem Fall einen guten ersten Überblick darüber, wie stark Sie sich belasten dürfen und welche Sportarten sich für Sie eignen. Er beinhaltet in der Regel eine Körperfettmessung, das Bestimmen des Blutdrucks und des Body-Mass-Index (BMI), einen Stresstest (Cardio-Stress-Index), einen Ausdauercheck sowie ein Herzbild. Sinnvoll ist auch eine Analyse des Gangs, da diese Aussagen über notwendige Einlagen oder geeignete Laufschuhe zulässt.

Herzinsuffizienz und Sport

Das Herz ist ein Muskel, und nur ein Muskel, der trainiert wird, bleibt fit.

Gerade Patienten, deren Herz keine volle Leistungsfähigkeit mehr hat, sollten sich körperlich bewegen. Denn das Herz ist ein Muskel, und nur ein Muskel, der trainiert wird, bleibt fit. Aus diesem Grund ist es auch nicht ratsam, ausschließlich die Ausdauer zu trainieren. Im Gegenteil: Tun Sie Ihrem Herzen einen Gefallen und trainieren Sie Ihre Kraft. Positiver Nebeneffekt: Sie senken damit auch ihr Sturzrisiko im Alter. Alle Sportarten und Übungen sollten natürlich nach einer gründlichen Anamnese individuell auf Ihr Krankheitsbild abgestimmt werden. Grundsätzlich aber gilt: Dreimal 30 Minuten Ausdauer- und Krafttraining pro Woche sind für Herzpatienten hilfreich – auch und gerade für Defi-Patienten.

Defi und Sexualität

Zum Leben mit dem Defibrillator gehört ebenso das Thema Sexualität. Rational betrachtet kann man es als eine Erweiterung des Themas „Bewegung und Sport“ sehen, bei näherem Hinsehen gibt es aber doch ein paar Besonderheiten. Grundsätzlich gilt, dass auch das befriedigte Bedürfnis nach Erotik, Intimität und Geschlechtsverkehr zu einem erfüllten Leben mit dem Defi dazugehört und seinen Anteil an Ihrer Gesundung und am Wohlbefinden von Körper, Geist und Seele hat. Wie auch beim Sport werden Einschränkungen in der Sexualität nicht ursächlich durch den Defi bestimmt, sondern durch Ihre Herzkrankheit. Wie beim herzgesunden Sport ist auch eine herzgesunde Sexualität möglich, die weder die Lust noch deren Befriedigung einschränkt. Auch hier ist also das langsame Herantasten an die eigene körperliche Grenze zu empfehlen. Sind Sie unsicher, lohnt auch das offene Gespräch mit einem Arzt oder Therapeuten Ihres Vertrauens.

Der Einfluss von Medikamenten und Psyche

Sowohl bei Frauen als auch bei Männern kann die Wirkung – aber auch die Nebenwirkung – von Medikamenten wie etwa Beta-Blockern das Sexualleben einschränken. Dies kann bei beiden von allgemeiner Lustlosigkeit bis hin zu mangelnder Erregbarkeit bei Frauen und Erektionsproblemen bei Männern führen. Bei Letzterem sollten Sie als Mann jedoch nie ohne Rücksprache mit Ihrem Arzt potenzsteigernde Medikamente einnehmen. Hier kann es zu ungewollten Wechselwirkungen mit Ihren Herzmedikamenten kommen. Der Wechsel auf ein anderes Präparat mit anderen Wirkstoffen kann wiederum zur Lösung beitragen.

Sprechen Sie vor der Einnahme von Potenzmitteln unbedingt mit Ihrem Arzt, um mögliche Nebenwirkungen mit Ihren Herzmedikamenten zu vermeiden.

Die meisten Betroffenen berichten aber, dass dies nur einen Teil des Problems darstellt – einen mindestens genauso großen Anteil an den Einschränkungen im Sexualleben habe ihre Psy-

Oft haben Defi-Patienten Angst, bei sexuellen Aktivitäten einen Schock auszulösen. Die Folge: Vermeidung jeglicher sexuellen Aktivitäten.

che. Unabhängig davon, ob es sich um eine schnelle Selbstbefriedigung oder um ein lang andauerndes erotisches Vergnügen zu zweit handelt: Der Kopf spielt eine wichtige, wenn nicht sogar die wichtigste Rolle. Denn bei beiden Partnern können sich Ängste entwickeln. Deren Spektrum ist weit und reicht von Versagensängsten bei Betroffenen bis hin zu Belastungsängsten bei Partnern: „Ob mein Herz das auch mitmacht?" auf der einen Seite, „Fordere ich vielleicht zu viel?" auf der anderen Seite. Und schließlich kann Sex auch Angst vor der Auslösung eines Schocks bis hin zu Todesängsten hervorrufen. All dies kann zu einer aktiven und bewussten Vermeidung von Sexualität führen – und damit zu einer Einschränkung des Selbstwertgefühls und zu mangelnder Ausgeglichenheit.

Auch für Sie als Defi-Patient ist ein erfülltes Sexualleben möglich.

Das muss jedoch nicht sein, wenn Defi-Träger und ihre Partner offen damit umgehen, sich Zeit nehmen, um das Problem zu lösen, und bereit sind, in der Sexualität langsam und gemeinsam

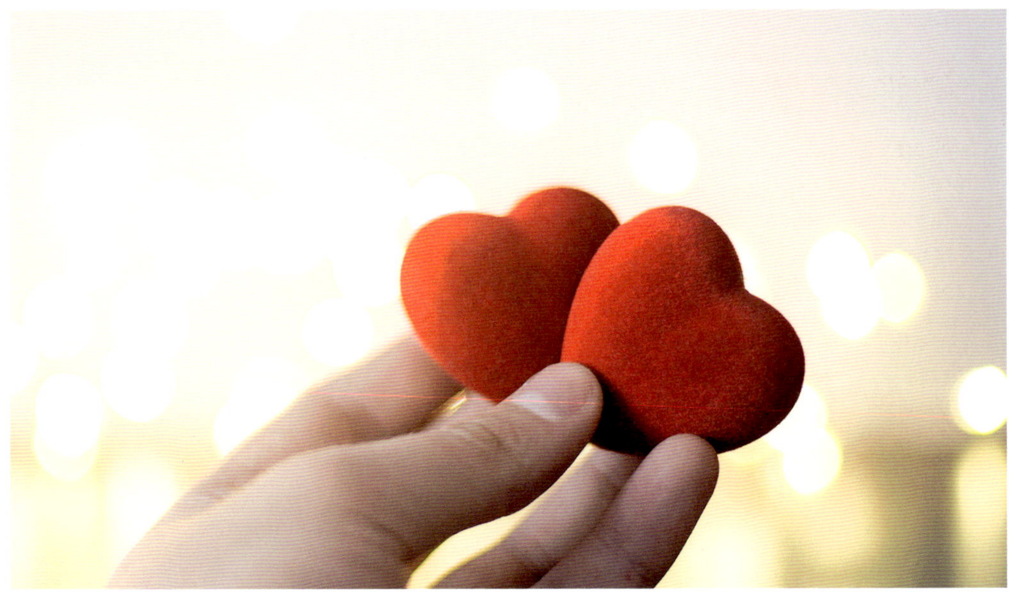

neue Wege auszuprobieren. Denn tatsächlich gibt es nur wenige Fälle, bei denen Ärzte grundsätzlich von Sex abraten. Profitieren Sie stattdessen von den positiven Effekten, die mit einer sexuellen Aktivität einhergehen: Sie aktiviert Geschlechtshormone, die für sehr viele Prozesse im Körper wichtig sind, wirkt auch lange nach dem Akt stressabbauend und stärkt Ihr Immunsystem. So berichten viele Betroffene darüber, dass ihr Sexualleben, wenn sie erst einmal die ersten Hemmungen und Ängste überwunden haben – also das Problem im Kopf gelöst ist –, noch erfüllter und befriedigender ist als vorher. Sowohl Männer als auch Frauen haben es vielfach geschafft, trotz der oben erwähnten Einschränkungen durch Medikamente das Vorspiel als das auszubauen, was es eigentlich ist: ein Spiel miteinander, ohne anschließenden Geschlechtsverkehr als zwingendes Muss. Die Befreiung im Kopf, der gemeinsamen Intimität und dem Geschlechtsverkehr mehr Zeit einzuräumen, hat zudem bei vielen betroffenen Männern den positiven Nebeneffekt, dass sie länger „können".

Hätten Sie's gewusst?
Laut dem *European Heart Journal* sind durchschnittliche sexuelle Aktivitäten ähnlich anstrengend für Herz und Körper wie mäßiges Fahrradfahren oder Treppensteigen. Wenn Sie solche Tätigkeiten also beschwerdefrei ausüben können, dann steht Ihrem Liebesleben nichts mehr im Weg.

Einstellungen des Defibrillators

Natürlich wollen wir nicht verschweigen, dass es bei einigen wenigen Betroffenen auch schon eine Beteiligung des Defis am Geschlechtsverkehr gegeben hat. So berichten mehrere männliche Patienten von einer wortwörtlich „schockartigen" Beendigung des Liebesaktes durch eine oder mehrere Schockabgaben des Defis kurz vor dem Höhepunkt: „Innerhalb dieser kurzen Zeitspanne kriegte ich Panik." Diese jähe und unschöne Beendigung der schönsten Nebensache der Welt kann bei beiden Beteiligten Ängste schüren. Nüchtern betrachtet war bei den meisten Vorfällen dieser Art schlicht und einfach der Puls zu hoch.

Sollte dies bei Ihnen auch der Fall sein, können Sie die Erkennungsfrequenz Ihres Defis für das Kammerflimmern möglicherweise erhöhen lassen, um zukünftig einen weiteren Vorfall dieser Art zu vermeiden. Auch hier ist jeder Mensch und Defi-Patient individuell. Klären Sie die Ursache und die mögliche Änderung der Einstellungen deshalb unbedingt in einem persönlichen Gespräch mit Ihrem Arzt. So einschneidend eine Schockabgabe während des Geschlechtsverkehrs auch ist: Wenn sich beide Partner offen darüber austauschen und nicht unter Druck setzen, können sie auch solche Erfahrungen gemeinsam und mit Bedacht ins Positive und zu einem erfüllten Sexualleben hin wandeln. Der Partner spürt die Schockabgabe übrigens ebenfalls – nach Aussage einer betroffenen Angehörigen aber „nur als kleinen Pikser mit einer Nadel".

Eltern werden – Familie sein

Patient

„Meine Erstimplantation war bereits 1991. Zwei Jahre zuvor hatte ich einen Herzstillstand und bin zunächst auf Beta-Blocker eingestellt worden. Die Beta-Blocker haben meine Lebensqualität als Teenager damals komplett runtergefahren. Damals kamen die ersten implantierbaren Defis frisch aus den USA und ich hatte das Glück, einen zu bekommen. Und ich habe mich damals schon gefragt, ob ich wohl mal eine Familie gründen darf. Die Antwort war ‚Nein'. Mittlerweile bin glücklicher Vater einer Tochter."

Andreas, mit Defi seit 1991

Eine Familienplanung mit Defi ist grundsätzlich möglich. Sowohl aus der Selbsthilfegruppe der Defi-Liga als auch aus dem befreundeten Defi-Forum im Internet sind uns mehrere positiv verlaufene Schwangerschaften bekannt. Hier gilt aber natürlich wie immer: Es kommt auf Ihre individuelle Situation an. Bei einem Kinderwunsch raten wir deshalb unbedingt: Lassen Sie sowohl Kardiologen als auch Gynäkologin eine Schwangerschaft feinfühlig und mit Bedacht abklären, bevor Sie mit dem „Elternwerden“ beginnen. Die Beurteilung sollte unbedingt im Einklang mit Ihrer Grunderkrankung, Ihrer medikamentösen Behandlung und Ihrer hormonellen Belastung während der Schwangerschaft getroffen werden.

Die Familienplanung ist auch mit Defi grundsätzlich möglich. Lassen Sie sich unbedingt beraten.

Doc-Tipp

„Einschränkungen für eine Schwangerschaft gibt in der Regel nicht der Defi vor, sondern die Grunderkrankung. In der Schwangerschaft kann es natürlich auch vorkommen, dass die werdende Mutter geschockt wird. Aus medizinischer Sicht schadet ein Defi-Schock allein – etwa bei einer Kardioversion – dem ungeborenen Kind in der Regel nicht. Eine Kardioversion ist auch in der fortgeschrittenen Schwangerschaft möglich, sofern sie indiziert ist. Kommt es zu Kammerflimmern oder einer Kammertachykardie – also zu einem Kreislaufstillstand der Mutter –, braucht der Defi in der Regel nur wenige Sekunden, bis er sie durch einen Schock beendet. Die Chancen für das ungeborene Kind sind deshalb gut.“
PD Dr. Julia Köbe ist Kardiologin im Universitätsklinikum der Westfälischen Wilhelms-Universität Münster.

Plötzlich eine „Familie mit Defi“ zu sein, kann auch bedeuten, Ihren Kindern vermitteln zu müssen, wie eingeschränkt Sie sind und was dies für den Familienalltag und im Umgang mit Ihnen künftig bedeutet. Dies sind sicher keine einfachen Gespräche, aber es lohnt sich, mit Kindern klar zu kommunizieren. Wenn sie verstehen, dass es Regeln gibt, die Ihnen helfen, und ein Implantat, das Sie rettet, sind sie meist nur zu gerne bereit, sich an die Regeln zu halten.

Reden Sie mit Ihren Kindern offen über den Defi und seine Bedeutung.

Wenn Sie diese Gespräche nicht allein führen möchten, holen Sie sich Unterstützung! Dies gilt auch, wenn der Defi-Patient in der Familie Ihr Kind ist. Einerseits, weil Ihr Kind dann bestimmte Verhaltensregeln für sich erlernen muss, andererseits, weil Sie als Eltern wahrscheinlich emotional auf einem sehr schmalen Grat wandern: Sie wollen Ihr Kind beschützen und es gleichzeitig für seine weitere Entwicklung loslassen. Eine Herkulesaufgabe, der Sie viel von ihrem Druck nehmen können, indem Sie in einem Forum, einer Selbsthilfegruppe, bei Therapeuten oder Hausärzten empathische Zuhörer, gleichgesinnte Ratgeber und fachliche Begleiter suchen.

Lassen Sie vom Kardiologen sowie von Ihrer Gynäkologin eine Schwangerschaft feinfühlig und mit Bedacht abklären.

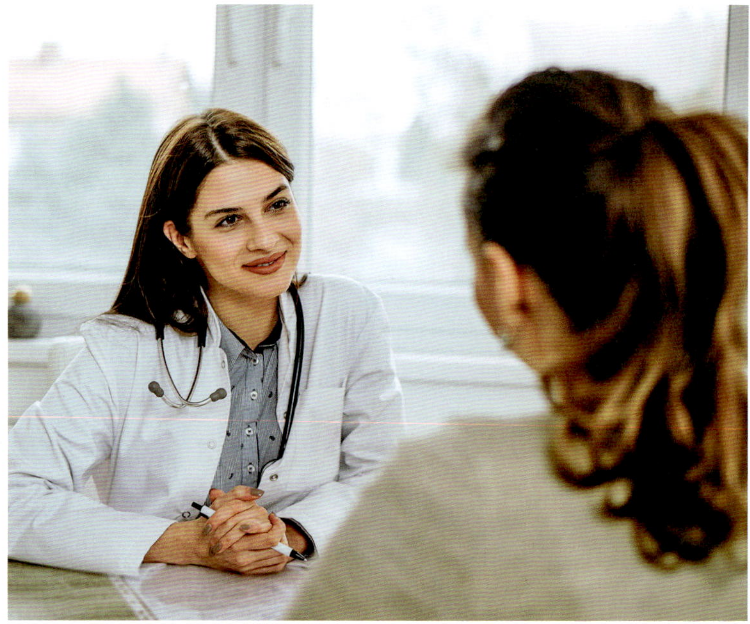

SOZIALE UND BERUFLICHE TEILHABE

Als soziale Wesen wollen und sollen Sie am Leben teilhaben – auch am Arbeitsleben. Doch wie kehren Sie am besten dorthin zurück? Können Sie mit Defi überhaupt denselben Beruf ausüben wie zuvor? Von der Reha-Maßnahme über die Eingliederung bis zur Rente, vom Schwerbehindertenstatus bis hin zur Erwerbsminderungsrente geben wir Ihnen in diesem Kapitel einen Überblick über Ihre Ansprechpartner und Möglichkeiten.

Im Dschungel der Rehabilitation

Die Reha-Träger in Deutschland sind gut organisiert und stehen miteinander in Kontakt.

Der Überblick kann leicht verloren gehen, wenn Sie wissen möchten, wer für Ihre medizinische oder berufliche Rehabilitationsmaßnahme der richtige Ansprechpartner ist. Mal sind es die Krankenkassen, mal die Renten- oder Unfallversicherungsträger. Auch Art und Umfang der Maßnahmen sind so vielfältig, dass eine detaillierte Aufarbeitung den Rahmen dieses Buches sprengen würde. Allerdings können wir Sie beruhigen: Die Reha-Träger in Deutschland sind gut organisiert und stehen miteinander in Kontakt. In aller Regel läuft Ihr Antragsverfahren deshalb wie folgt: Spätestens zwei Wochen nachdem Ihr Reha-Antrag eingegangen ist, muss ein Träger geklärt haben, ob er zuständig ist. Ist dies der Fall, entscheidet er nach einer weiteren Woche über Ihren Antrag. Ist der Träger nicht zuständig, leitet er Ihren Antrag weiter und muss Sie darüber informieren. Innerhalb von drei weiteren Wochen muss dann über Ihren Antrag entschieden werden. Zwingend beilegen müssen Sie jedem Reha-Antrag eine Verordnung Ihres behandelnden Arztes. Sinnvoll sind außerdem ärztliche Berichte über die Art Ihrer Erkrankung, die Art Ihrer Einschränkungen und die daraus folgende Notwendigkeit der Reha. Je detaillierter die Ausführungen sind, desto besser. Für Ihre grobe Einordnung vielleicht so viel:

- Die **Krankenkassen** sind Ansprechpartner für Ihre medizinische Rehabilitation, sofern nicht bereits andere Sozialversicherungsträger dafür zuständig sind – etwa bei beruflichen Reha-Maßnahmen.
- An die **Rentenversicherungsträger** wenden Sie sich, wenn es um medizinische oder berufliche Rehabilitationsmaßnahmen geht, durch die Ihre Erwerbsfähigkeit verbessert oder wiederhergestellt werden kann.

- **Eingliederungshilfeträger** und **Integrationsämter** übernehmen medizinische Reha-Leistungen sowie Leistungen zur Beschäftigung bei Menschen mit Behinderungen.
- Die **Agenturen für Arbeit** und die **Sozialämter** können nachrangig tätig werden, sofern sich keine anderen Sozialversicherungsträger einschalten.
- Die **Unfallversicherungsträger** sind zuständig bei Arbeitsunfällen oder Berufskrankheiten.

Praxistipp

Viele detaillierte Informationen über das umfangreiche Thema der Rehabilitation erhalten Sie auf der Homepage der Bundesarbeitsgemeinschaft für Rehabilitation. Dort finden Sie unter anderem eine Adressdatenbank mit Ansprechstellen, bei denen Sie sich vorab über Ihre Möglichkeiten informieren können. Außerdem finden Sie dort einen Fristenrechner, mit dem Sie alle Fristen in Ihrem Rehabilitationsprozess berechnen können: www.bar-frankfurt.de

Patient

„Nach Herzrhythmusstörungen mit Herzstillstand – basierend auf einer DCM – hatte ich massive Existenzängste: Meine Frau war hochschwanger, meine andere Tochter gerade 20 Monate alt, und wir waren mitten im Hausbau. Kurz: Ich musste als Alleinverdiener eine Familie ernähren, und da wollte ich natürlich wissen, ob ich weiterarbeiten kann, wie mein Leben überhaupt weitergeht und worauf ich achten muss. In der Defi-Liga habe ich viele Menschen kennengelernt, denen es ähnlich ging. Sie haben mir geholfen, mit dem Defi umzugehen, und mir gezeigt, dass es weitergeht. Dank Defi ist mein Leben wirklich lebenswert. Danke, Defi-Liga.“ Volker, mit Defi seit 2000

Betriebsärzte, Arbeitsmediziner und Betriebsrat

Betriebsärzte beraten und unterstützen Ihren Arbeitgeber beim Arbeitsschutz und bei der Unfallverhütung. Ihr Arbeitgeber kann dazu auch auf freiberufliche Arbeitsmediziner oder betriebsübergreifende Dienste zurückgreifen. Betriebsärzte und Arbeitsmediziner sind für Sie wichtige Ansprechpartner, wenn es um die behindertengerechte Gestaltung Ihres Arbeitsplatzes oder um Ihre Wiedereingliederung geht. Zwar unterstehen sie unmittelbar Ihrem Arbeitgeber, unterliegen jedoch wie jeder andere Arzt der ärztlichen Schweigepflicht und sind ausschließlich ihrem ärztlichen Gewissen verpflichtet. Ihre Krankenakten bleiben gemäß den strengen Regeln des Datenschutzes unter Verschluss und dürfen auch im Rahmen Ihres Eingliederungsmanagements nicht ohne Ihre Zustimmung weitergegeben werden. Ansonsten darf Ihr Arbeitgeber lediglich erfahren, ob Sie gesundheitlich für einen bestimmten Arbeitsplatz geeignet, nicht geeignet oder unter Einhaltung bestimmter Maßnahmen (bedingt) geeignet sind.

Ihr Arbeitgeber darf lediglich erfahren, ob Sie gesundheitlich für einen bestimmten Arbeitsplatz geeignet, eingeschränkt geeignet oder nicht geeignet sind.

Gibt es dort, wo Sie beschäftigt sind, einen Betriebsrat, so hat dieser unter anderem die Einhaltung von Vorschriften des Arbeitsschutzes zu überwachen und die Teilhabe sowie die Eingliederung schwerbehinderter Menschen zu fördern. Dazu arbeitet er eng mit den Inklusionsbeauftragten und der Schwerbehindertenvertretung zusammen. Bei Einstellungen und Kündigungen, aber auch, wenn Sie als schwerbehinderter Mensch innerhalb des Unternehmens versetzt werden sollen, hat der Betriebsrat ein Mitbestimmungsrecht.

Schwerbehindert? Ich doch nicht!

Schwerbehindert zu sein heißt in der Vorstellung vieler Menschen bis heute, auf einen Rollstuhl angewiesen zu sein. Dieses Bild ist jedoch ein Klischee – denn die am häufigsten vorkommenden Behinderungen sind unsichtbar: Von den hierzulande rund 7,8 Millionen anerkannt schwerbehinderten Menschen leiden 25 Prozent an einer Funktionsbeeinträchtigung der inneren Organe. Die meisten Menschen werden auch nicht mit einer Behinderung geboren, sondern erwerben sie in 88 Prozent aller Fälle durch eine Krankheit. Dazu gehören auch viele Herzleiden.

Selbst wenn Sie sich also mit Ihrem Defi persönlich wohlfühlen und in Ihrem Alltag nicht allzu stark eingeschränkt sind: Allein weil Sie ihn tragen, wird man Ihnen in aller Regel einen Grad der Behinderung (GdB) von 50 zusprechen. Sie gelten damit als schwerbehindert, was dazu führt, dass Ihnen zahlreiche gesetzlich festgelegte Hilfen und auch finanzielle Vorteile zustehen. Nutzen Sie diese! Sie betreffen unter anderem die Arbeitssuche und die Wiederaufnahme Ihrer Arbeit. Den Schwerbehinderten-

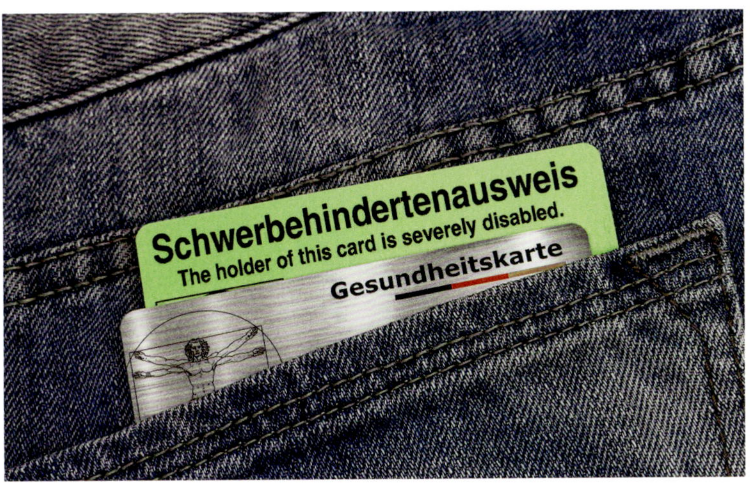

Einen Schwerbehindertenausweis zu beantragen kostet oftmals Überwindung, ist für Sie aber mit vielen Vorteilen verbunden.

Den Schwerbehindertenstatus erhalten Sie nicht automatisch, er muss beantragt werden.

status erhalten Sie allerdings nicht automatisch, sondern müssen ihn beantragen. Grundsätzlich sind Sie aber nicht dazu verpflichtet, einen sogenannten „Antrag auf Feststellung einer Behinderung" zu stellen. Wollen Sie Hilfen in Anspruch nehmen, funktioniert dies allerdings nicht ohne.

Ihre Ansprechpartner: die Versorgungsämter

In Deutschland ermitteln die Versorgungsämter, ob bei Ihnen eine Behinderung besteht, wie schwerwiegend sie ist und welche Unterstützung Sie erhalten. Sie stützen sich dabei auf die Bestimmungen des Sozialgesetzbuchs sowie auf bundesweit einheitliche Richtlinien. Die Versorgungsämter sind in den Bundesländern bei unterschiedlichen Behörden angesiedelt und tragen auch unterschiedliche Namen. In Schleswig-Holstein etwa ist Ihr Ansprechpartner das Landesamt für Soziale Dienste in Neumünster, in Bayern existieren gleich mehrere Standorte des Zentrums Bayern Familie und Soziales (ZBFS). Das ist verwirrend. Licht ins Dunkel bringt hier zum Beispiel die Homepage der Integrationsämter. Dort können Sie unter der Rubrik „Kontakt" deutschlandweit Ihr zuständiges Versorgungsamt ermitteln: www.integrationsaemter.de

Praxistipp

Antragsformulare zur Feststellung einer Behinderung erhalten Sie nicht nur bei den Versorgungsämtern, sondern auch bei Behindertenverbänden oder den Vertretungen für Menschen mit Behinderung am Arbeitsplatz. Immer häufiger stehen diese Formulare auch digital zur Verfügung. Ausführliche Übersichten geben unter anderem auch die Broschüren „Ratgeber für Menschen mit Behinderungen" des Bundesministeriums für Arbeit und Soziales (www.bmas.de) sowie „Nachteilsausgleiche für Menschen mit Behinderungen" des Sozialverbands Deutschland (www.sovd.de).

Der Schwerbehindertenausweis

Um den Grad Ihrer Behinderung auszudrücken, nutzen die Versorgungsämter eine Skala mit Werten zwischen 20 und 100. Zur Bestimmung dieses Wertes gelten bundesweit einheitlich die sogenannten Versorgungsmedizinischen Grundsätze. Um über den Grad Ihrer Behinderung zu entscheiden, brauchen die Versorgungsämter unter anderem Ihre Befundberichte. Außerdem können Sie auch von Ihrer Rentenversicherung oder Ihrer Pflegekasse Berichte zur Prüfung beisteuern lassen. Reichen Ihre Unterlagen für eine eindeutige Beurteilung nicht aus, führen Fachärzte zusätzliche Untersuchungen durch.

> Der Grad Ihrer Behinderung wird bundesweit einheitlich anhand der Versorgungsmedizinischen Grundsätze bestimmt.

- Besprechen Sie Ihren Antrag mit Ihrem behandelnden Arzt und bitten Sie ihn, möglichst genau darzustellen, wie sich Ihre gesundheitliche Situation auf Ihren Alltag auswirkt – denn darauf kommt es bei der Beurteilung an.
- Kopieren Sie vorhandene Unterlagen wie den Entlassungsbericht aus dem Krankenhaus oder Berichte aus einer Kur und fügen Sie diese dem Antrag bei. Je umfassender das Bild ist, das die Prüfer sich von Ihrem Zustand machen können, desto besser.
- Wenn Sie möchten, dass die Versorgungsämter sich bei Kliniken oder Ärzten persönlich über Sie erkundigen, dann listen Sie diejenigen auf, die am besten über Ihren Gesundheitszustand Bescheid wissen. Wichtig ist, dass Sie die Kliniken oder Personen dazu von ihrer Schweigepflicht gegenüber den Versorgungsämtern freistellen.
- Zuvorkommend und organisatorisch effizient ist es, wenn Sie Ihrem Antrag ein aktuelles und farbiges Lichtbild beilegen.
- Geben Sie bei der Antragstellung nicht nur an, dass Sie Defi-Patient sind, sondern auch die daraus resultierenden Begleiterscheinungen sowie zusätzliche Beeinträchtigungen. Diese müssen nicht zwingend etwas mit Ihrer Grunderkrankung zu tun haben – zum Beispiel, wenn Sie auch sehgeschädigt sind.

- Ab einem Grad der Behinderung von 50 haben Sie Anspruch auf einen Schwerbehindertenausweis. Da Sie diesen Anspruch als Defi-Patient in aller Regel erlangen, sollten Sie den formlosen Antrag für den Ausweis gleich mit zu den Unterlagen geben.

Der Schwerbehindertenausweis gilt für Erwachsene fünf Jahre lang und kann bis zu zweimal ohne ärztliches Attest verlängert werden.

Ab dem Ausstellungsdatum gilt der Ausweis für Erwachsene für fünf Jahre und kann zweimal ohne ärztliches Attest verlängert werden. Bei einer voraussichtlich lebenslangen Behinderung kann er auch unbefristet ausgestellt werden. Eine Verlängerung beantragen Sie am besten mit einem Vorlauf von drei Monaten. Ändert sich Ihr Gesundheitszustand – etwa, weil andere Krankheiten hinzukommen und Sie zusätzlich einschränken –, kann sich auch Ihr Grad der Behinderung erhöhen. Verbessert sich hingegen Ihr Gesundheitszustand, sind Sie verpflichtet, dies Ihrem zuständigen Versorgungsamt mitzuteilen. Gegebenenfalls werden Sie daraufhin herabgestuft. Dies gilt selbst dann, wenn Ihr bisheriger Ausweis unbefristet war.

Hätten Sie's gewusst?

Wenn Sie mit dem Bescheid des Versorgungsamtes nicht einverstanden sind, können Sie Widerspruch einlegen. Doch Achtung: Für diesen Widerspruch bleibt Ihnen nicht viel Zeit! Sie müssen ihn binnen vier Wochen schriftlich bei Ihrem Versorgungsamt eingereicht haben. Die genaue Angabe der Widerspruchsfrist finden Sie in der Rechtsbehelfsbelehrung am Ende des Bescheids. Hält das Versorgungsamt Ihren Widerspruch für begründet, muss ihm abgeholfen werden. Solange Ihr Widerspruch nicht abschließend geklärt ist, wird die ursprüngliche Entscheidung des Versorgungsamtes – bis auf wenige Ausnahmen – nicht umgesetzt. Wird Ihrem Widerspruch nicht entsprochen, steht Ihnen der Klageweg offen.

Die Rolle der Integrationsämter

Wenn es um Ihre Eingliederung in das Arbeitsleben geht, ist das Integrationsamt für Sie ein wichtiger Ansprechpartner. Als Schnittstelle zwischen Ihnen und Ihrem Arbeitgeber ist eine seiner wichtigsten Aufgaben, Arbeitsplätze für schwerbehinderte Menschen zu schaffen und zu erhalten. Es unterstützt Sie mit einer Vielzahl von Maßnahmen in verschiedenen Bereichen, zum Beispiel beim Arbeitsweg, an Ihrem Arbeitsplatz, bei der Existenzgründung oder bei einer Weiterbildung. Für die Integrationsteams in den Unternehmen – also für die Schwerbehindertenvertretung, den Betriebs- oder Personalrat sowie die Inklusionsbeauftragten – bietet es außerdem regelmäßige Fortbildungen an. Die Zusammenarbeit mit den Integrationsämtern ist nicht nur hilfreich, sondern auch finanziell interessant. Folgende Hinweise sind dazu wichtig:

Das Integrationsamt ist eine wichtige Schnittstelle zwischen Ihnen und Ihrem Arbeitgeber.

- Grundsätzliche Voraussetzung aller Maßnahmen ist, dass Sie mindestens 15 Stunden in der Woche arbeiten und dafür einen Tariflohn oder ein ortsübliches Gehalt beziehen.
- Beantragen Sie alle Hilfsmittel und Förderungen vor ihrer Anschaffung oder Durchführung, denn rückwirkend erhalten Sie keine Zuschüsse.
- Dem Antragsformular muss eine Kopie Ihres Schwerbehindertenausweises und Ihres Arbeitsvertrages beiliegen.
- Erforderlich sind auch ein Feststellungsbescheid Ihres Versorgungsamts sowie Kostenvoranschläge der Fördermaßnahme.
- In der Regel müssen Sie Ihren Förderbedarf belegen. Zum Beispiel, indem Ihr Arbeitgeber bestätigt, dass die Maßnahme notwendig ist.

Hätten Sie's gewusst?
Öffentlich-rechtliche Arbeitgeber, die im Jahresdurchschnitt 20 Arbeitsplätze oder mehr pro Monat zur Verfügung stellen, sind verpflichtet, mindestens fünf Prozent dieser Arbeitsplätze mit schwerbehinderten Arbeitnehmerinnen und Arbeitnehmern zu besetzen. Tun sie dies nicht, fällt eine Ausgleichsabgabe an. 2017 beliefen sich die Einnahmen dieser Ausgleichszahlung auf rund 643 Millionen Euro. 20 Prozent davon flossen direkt in den Ausgleichsfonds beim Bundesministerium für Arbeit und Soziales. Die übrigen rund 516 Millionen Euro verblieben bei den Integrationsämtern und flossen von dort zu einem erheblichen Teil als zweckgebundene Mittel zur Förderung der Inklusion schwerbehinderter Menschen in das Arbeitsleben direkt in die Betriebe zurück. Mehr Informationen finden Sie auch auf den Internetseiten der Integrationsämter unter www.integrationsaemter.de

Technische Arbeitshilfen

Wenn Sie Ihre Arbeit nur mit technischen Hilfsmitteln ausüben können, kann das Integrationsamt die Kosten für die Beschaffung sowie für die Wartung und Instandhaltung übernehmen. Gemeint sind damit etwa Rampen, spezielle Computer oder auch Sitzhilfen. Benötigen Sie eine Schulung oder Ausbildung, um das Hilfsmittel zu bedienen, wird diese ebenfalls in voller Höhe übernommen. Voraussetzung ist, dass Sie diese Hilfen ausschließlich beruflich nutzen.

Sollten Sie dauerhaft auf ein Auto angewiesen sein, können Sie Zuschüsse für den Autokauf oder die Aufrüstung Ihres Fahrzeugs beantragen.

Kraftfahrzeughilfe

Auch wenn Sie vielleicht erst einmal eine Weile nicht Auto gefahren sind: Sobald Sie dauerhaft auf ein Auto angewiesen sind, um wieder zu Ihrem Arbeitsplatz zu gelangen, können Sie verschiedene Zuschüsse beantragen. Sie betreffen den Kauf und die behindertengerechte Ausstattung eines Autos sowie den Erwerb des Führerscheins. Die Kraftfahrzeughilfe zum Kauf eines Autos hängt von Ihrem Einkommen ab und beträgt maximal 9.500 Euro. Bei einem Gebrauchtwagen gilt die Regel, dass sein Verkaufswert mindestens halb so hoch wie der ursprüngliche Neukaufpreis sein muss. Auch der Zuschuss zum Erwerb Ihres Führerscheins hängt von Ihrem Einkommen ab. Behinderungsbedingte Untersuchungen sowie Ergänzungen oder Einträge in Ihren bestehenden Führerschein übernehmen die Kostenträger voll. Falls Sie besser zur Arbeit kommen, wenn Sie Ihr Fahrzeug umrüsten, können auch diese Kosten – und die späteren Reparaturen – übernommen werden. Gemeint sind damit zum Beispiel die Umrüstung auf Automatikgetriebe wie auch die Nachrüstung mit Bremskraftverstärkern, Lenkhilfen oder schwenkbaren Sitzen. In begründeten Härtefällen werden im Rahmen der Kfz-Förderung auch Taxis und Beförderungsdienste bezahlt. Was wichtig ist:

- Ihr Antrag muss eingereicht werden, bevor Sie ein Fahrzeug kaufen oder umrüsten.
- Es gibt drei mögliche Kostenträger für die Kfz-Hilfe, von denen nur jeweils einer infrage kommt: Haben Sie als Arbeitnehmer weniger als 15 Jahre in die Rentenversicherung eingezahlt, ist der Träger grundsätzlich die Agentur für Arbeit. Andernfalls ist Ihr Rentenversicherungsträger zuständig. Sind Sie jedoch selbstständig oder haben den Beamtenstatus, ist der zuständige Träger das Integrationsamt.

Praxistipp

Ein Verzeichnis von Fahrschulen für Menschen mit Behinderung sowie Informationen rund um den Fahrzeugumbau finden Sie zum Beispiel unter www.autoanpassung.de

Wohnungshilfen

Die Höhe der Wohnungshilfe ist unter anderem abhängig von Ihrem Einkommen.

Sofern dadurch Ihre berufliche Integration sichergestellt werden kann, können Sie auch Zuschüsse oder Darlehen für Ihren Wohnraum erhalten. Ansprechpartner sind die zuständigen Rehabilitationsträger. Das Integrationsamt gewährt die Wohnungshilfe nur für Selbstständige oder Beamte. Alle Zuschüsse sind abhängig von Ihrem Einkommen und können infrage kommen,

- wenn Sie durch einen Hausbau behindertengerechten Wohnraum schaffen.
- wenn Sie Ihre bestehende Wohnung behindertengerecht umbauen oder ausstatten lassen. Ziel muss allerdings sein, dass Sie dadurch Ihrer Arbeit (besser) nachgehen können.
- wenn Sie in eine behindertengerechte Wohnung umziehen, die erheblich verkehrsgünstiger zu Ihrem Arbeitsplatz liegt.

Weiterbildung

Bleiben Sie am Ball und bilden Sie sich fort! Sie festigen damit Ihre Position innerhalb des Unternehmens. Die Integrationsäm-

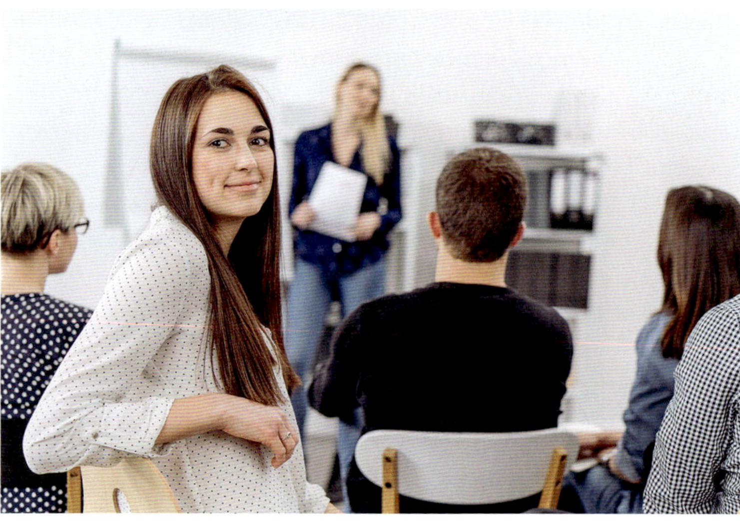

Bleiben Sie am Ball und bilden Sie sich weiter. Eventuelle zusätzliche Kosten übernimmt das Integrationsamt.

ter zahlen bei solchen „Maßnahmen zur Erhaltung und Erweiterung beruflicher Kenntnisse und Fertigkeiten" Ihre behinderungsbedingten Mehraufwendungen. Das bedeutet: Die üblichen Fortbildungskosten zahlt Ihr Arbeitgeber, zusätzliche Kosten aufgrund Ihrer Behinderung übernimmt das Integrationsamt.

Arbeitsassistenz

Eine Arbeitsassistenz wird Ihnen zur beruflichen Eingliederung vermutlich nicht zur Verfügung gestellt. In erster Linie sind damit Vorlesekräfte für blinde Arbeitnehmende, Gebärdensprachdolmetscher oder Assistenzen bei körperlichen Einschränkungen gemeint.

Kündigungsschutz

Bei Kündigungsverfahren haben die Integrationsämter ein wichtiges Mitspracherecht. Sind Sie als schwerbehindert anerkannt, darf Ihr Arbeitgeber Ihnen nur dann rechtskräftig kündigen, wenn das Integrationsamt in diese Kündigung einwilligt. Eine solche Einwilligung gibt es nur dann, wenn Ihr Arbeitgeber seine Kündigung plausibel erklären kann. Ansonsten sind die Integrationsämter dazu angehalten, mit Ihrem Arbeitgeber nach einem einvernehmlichen Weg zu suchen, bei dem Sie im Idealfall weiterhin beschäftigt bleiben. Ziel ist nicht das unzumutbare Festhalten am Arbeitsplatz, sondern die Zusammenarbeit für eine wirtschaftlich tragbare Lösung ohne organisatorische Belastungen.

Ihr Arbeitgeber kann Ihnen nur dann kündigen, wenn das Integrationsamt damit einverstanden ist.

Arbeitszeiten und Urlaub

Bei der Regelung der Arbeitszeit und der Gestaltung des Arbeitsplatzes müssen Ihre Bedürfnisse als schwerbehinderter Mensch berücksichtigt werden. Abgesehen von Notfällen dürfen Sie ohne Angabe von Gründen auch jede Mehrarbeit ablehnen. Sind Sie als schwerbehindert anerkannt, erhalten Sie jährlich zu Ihrem Erholungsurlaub einen Zusatzurlaub von fünf Arbeitstagen. Doch Achtung: Dies gilt nicht, wenn Sie von Ihrer zuständigen Agentur für Arbeit einem schwerbehinderten Menschen gleichgestellt wurden. Dies ist der Fall, wenn Ihr Grad der Behinderung bei 30 oder 40 liegt.

Praxistipp

Auf den Internetseiten der Integrationsämter finden Sie zahlreiche aktuelle und praxisnahe Informationen zur Beschäftigung schwerbehinderter Menschen. Besonders zu empfehlen ist das „ABC Fachlexikon – Beschäftigung schwerbehinderter Menschen" mit über 300 Stichwörtern, einer Übersicht aller Fördermöglichkeiten, Daten und Fakten sowie einer Liste mit allen Integrationsämtern in Deutschland. Auf der Internetseite selbst können Sie über eine Postleitzahlsuche sofort herausfinden, welches Integrationsamt für Sie zuständig ist: www.integrationsaemter.de

Die Einstellung von Menschen mit Behinderung ist für Arbeitgeber durchaus interessant, da die Agentur für Arbeit unter Umständen das Gehalt bezuschusst.

Auf Arbeitssuche mit Defi

Wenn Sie eine neue Arbeitsstelle suchen, können Sie auf zahlreiche Förderungen und Hilfen zurückgreifen – angefangen von der Bewerbung bis hin zur begleitenden Hilfe im Arbeitsalltag. Nach den Bestimmungen im Sozialgesetzbuch SGB III kann die Agentur für Arbeit auch Ihr Arbeitsentgelt bezuschussen. Für einen potenziellen Arbeitgeber kann die Einstellung eines behinderten Menschen deshalb auch vorteilhaft sein. Lassen Sie sich dazu von Ihren Ansprechpartnern in der Agentur für Arbeit beraten.

Sie wollen sich selbstständig machen?

Was viele nicht wissen: Sie können die Förderungen des Integrationsamtes auch nutzen, wenn Sie sich selbstständig machen wollen! Voraussetzung ist, dass Sie die fachlichen Kenntnisse selbst mitbringen und dass eine fachliche Stelle Ihr Gründungsvorhaben als tragfähig bewertet. Meist stellen Sie dazu bei den Arbeitsagenturen oder den kommunalen Wirtschaftsförderungen einen Businessplan vor. Haben Sie Ihr Unternehmen gegründet oder sind freiberuflich selbstständig, können Sie auch Gründungszuschuss sowie Coaching in Anspruch nehmen. Zur Vorbereitung auf eine Existenzgründung gibt es zudem zahlreiche Vorbereitungskurse, die von der Agentur für Arbeit oder den kommunalen Wirtschaftsförderungen in Zusammenarbeit mit freien Kooperationspartnern angeboten werden.

Ihre Sicherheit am Arbeitsplatz

Patient

„2017 habe ich eine schulische Ausbildung zum Biologisch-technischen Assistenten begonnen. Eine Zeit lang war dann nicht klar, ob ich sie fortsetzen kann. Ich durfte zwar zur Schule, aber nicht ins Labor. Die Defi-Liga hat dann den Kontakt zum Institut für Arbeitsschutz der Deutschen Gesetzlichen Unfallversicherung hergestellt. Deren Prüfer haben dann jedes einzelne Gerät im Labor auf elektromagnetische Felder geprüft. Bei einem Gerät haben sie mir gezeigt, wie ich es unkritisch bedienen kann, ansonsten war alles gut. Mir hat das Sicherheit gebracht und ich kann eine solche Prüfung nur jedem empfehlen – egal, ob in der Ausbildung, im Studium oder bei der Arbeit."

Nils, mit Defi seit 2013

Die Beurteilung des Arbeitsplatzes hängt unter anderem von der Feldquelle und der Art Ihres Implantats ab.

Elektromagnetische Feldquellen können Einfluss auf Ihren Defi haben. Panik ist jedoch nicht nötig – vor allem dann nicht, wenn Ihr Arbeitsplatz bei Ihrer Eingliederung gründlich geprüft wird. Eine solche Gefährdungsbeurteilung ist sehr individuell, weil sie von der Feldquelle, der Stärke und der Frequenz des elektromagnetischen Feldes, Ihrem Implantat und Ihrer Arbeitsweise abhängt. Sie und Ihr Arbeitgeber sollten deshalb eng zusammenarbeiten, fachlichen Rat einholen und nach einem sinnvollen Weg suchen. Vielleicht zur Übersicht so viel:

- Grundsätzlich gelten alle elektrisch betriebenen Maschinen oder Anlagen als Feldquellen – längst nicht alle sind jedoch aus Sicht des Arbeitsschutzes für Sie relevant. Motoren etwa erzeugen magnetische Felder, die Ihr Implantat stören können, wenn Sie ihnen zu nahe kommen. Funkeinrichtungen wie Sendemasten, Handys oder WLAN-Router erzeugen nur in den seltensten Fällen Störfelder.
- Die Störfelder einer Feldquelle können Ihre körpereigenen Signale überlagern, sodass der Defi diese Signale falsch interpretiert. Solche sogenannten Wahrnehmungsstörungen kommen häufiger vor als die direkte Beeinflussung der Aggregatselektronik. Bei der Beurteilung des Arbeitsplatzes ist es deshalb wichtig, welches Implantat Sie tragen und wie es eingestellt ist. Manchmal lassen sich diese Wahrnehmungsstörungen auch durch die Einstellung der Empfindlichkeitsschwellen regulieren.
- Einpolige Defi-Elektroden reagieren stärker auf eine Feldquelle als zweipolige Elektroden. Ein weiterer Grund, warum es wichtig ist, dass bei einer Arbeitsplatzuntersuchung Ihr Defi-Ausweis und ein Röntgenbild vorliegen.
- Helfen Sie aktiv mit und informieren Sie zum Beispiel Betriebsärzte oder Arbeitsschutzbeauftragte über Ihre Situation. Tun Sie das nicht, laufen Sie im Schadensfall Gefahr, Ihren Versicherungsschutz zu verlieren.

Um einzuschätzen, ob Störquellen für Sie relevant sind, prüfen Fachkräfte für Arbeitssicherheit der Unfallversicherungsträger, wie weit Sie davon entfernt sind und wie Sie damit arbeiten. Allgemein kann man sagen: Je größer die Entfernung, desto kleiner das Potenzial der Beeinflussung. In vielen Fällen reichen Abstände von 10 bis 15 Zentimetern, die Sie oft schon durch die gewohnte Arbeitsweise einhalten können. Ein Arbeitsplatz mit Störquellen ist nicht per se gefährlich. Vielmehr ist es wichtig, dass Sie und Ihr Arbeitgeber die Gefahren kennen und darauf reagieren können. Dies können gut sichtbare Warnhinweise mit Abstandsangaben sein, aber auch Verhaltensregeln, andere Körperhaltungen oder Gerätehandhabungen. Entscheidend ist, dass für alle Beteiligten anstelle von Unsicherheit Klarheit herrscht.

Je größer die Entfernung zur Störquelle, desto kleiner das Risiko einer Auswirkung auf Ihren Defi. Eine Verdoppelung des Abstands senkt die Feldintensität auf ein Viertel.

Lesetipp

Auf der Homepage des Bundesministeriums für Arbeit und Soziales können Sie den „Forschungsbericht Elektromagnetische Felder am Arbeitsplatz" herunterladen: www.bmas.de

Über die Homepage der Deutschen Gesetzlichen Unfallversicherung können Sie zudem die Publikation „Beeinflussung von Implantaten durch elektromagnetische Felder" beziehen. Dort finden Sie außerdem die Unfallverhütungsvorschrift Nr. 15 zu elektromagnetischen Feldern: publikationen.dguv.de

Mit dem Defi in Rente

Um eine gesetzliche Altersrente beziehen zu können, müssen Sie – wie alle anderen Arbeitnehmerinnen und Arbeitnehmer auch – ein sogenanntes Regelrenteneintrittsalter (oder kurz: Regelalter) erreicht haben. Aufgrund Ihres Schwerbehindertenstatus richtet sich dieses Regelalter nach dem Sozialgesetzbuch. Wurden Sie bis 1951 geboren, liegt es bei 63 Jahren. Wurden Sie später geboren, steigt es abhängig vom Geburtsjahr stufenweise an. Ab 2031 liegt es dann für alle bei 65 Jahren. Alternativ erreichen Sie das Regelalter, sobald Sie 35 Jahre gearbeitet haben oder wenn Sie erwerbsunfähig oder berufsunfähig sind. Sie haben Anspruch auf eine Altersrente für schwerbehinderte Menschen, sobald Sie die entsprechende Altersgrenze erreicht oder die Wartezeit von 35 Jahren erfüllt haben. Außerdem müssen Sie bei Beginn Ihrer Rente als schwerbehinderter Mensch nach dem Sozialgesetzbuch SGB IX anerkannt sein. Antragsformulare erhalten Sie bei den Rentenversicherungsträgern und den Stadt- und Gemeindeverwaltungen. Folgende Punkte sind für Sie wichtig:

Sie haben Anspruch auf eine Altersrente für schwerbehinderte Menschen, sobald Sie die entsprechende Altersgrenze erreicht oder die Wartezeit von 35 Jahren erfüllt haben.

- Lassen Sie sich beraten! Die Rente ist ein kompliziertes Feld. Bei den Rentenversicherungsträgern hilft man Ihnen gerne durch den Dschungel der Bestimmungen hindurch.
- Stellen Sie Ihren Antrag auf Rente mindestens drei Monate vor dem gewünschten Rentenbeginn.
- Verschenken Sie kein Geld! Wenn Sie Ihre Rente später als drei Monate nach Ablauf des Monats beantragen, in dem Sie Ihre Rentenvoraussetzungen erfüllen, erhalten Sie Ihre erste Zahlung erst im Monat der Antragstellung.
- Ihr Rentenanspruch bleibt auch dann bestehen, wenn Ihre Schwerbehinderung während Ihres Rentenbezugs aufgehoben wird.

Lesetipp
Die Deutsche Rentenversicherung hat eine große Anzahl von Broschüren im Angebot, die Sie kostenlos über die Homepage bestellen oder herunterladen können. „Das Renten-ABC" zum Beispiel erklärt in verständlicher Sprache viele Fachbegriffe rund um das Thema: www.deutsche-rentenversicherung.de

Rente wegen voller oder teilweiser Erwerbsminderung

Sind Sie zu krank, um zu arbeiten, kann eine Rente wegen voller Erwerbsminderung für Sie infrage kommen. Voll erwerbsunfähig sind Sie, wenn Sie sowohl Ihrem erlernten oder zuletzt ausgeübten Beruf als auch keinem anderen zumutbaren Beruf täglich länger als sechs Stunden nachgehen können. Sofern Sie noch einige Stunden arbeiten können, kommt eine Rente wegen teilweiser Erwerbsminderung infrage. Sie ergänzt dann das Einkommen, das Sie durch Ihre Arbeit selbst erwirtschaften. Wichtig ist:

- Für beide Rentenformen dürfen Sie die Regelaltersgrenze noch nicht erreicht haben.
- Mindestens fünf Jahre vor Eintritt der Erwerbsminderung müssen Sie in der Deutschen Rentenversicherung versichert sein.
- In den letzten fünf Jahren vor Eintritt der Erwerbsminderung müssen Sie mindestens drei Jahre lang Pflichtbeiträge an die Rentenversicherung gezahlt haben.
- Der Rentenversicherer prüft zunächst, ob es medizinische oder berufliche Reha-Maßnahmen gibt, die Ihnen helfen, wieder arbeiten zu können.
- Ist dies nicht möglich, wird geprüft, wie viele Stunden Sie arbeiten können. Danach wird entschieden, ob Sie eine Rente wegen voller oder teilweiser Erwerbsminderung erhalten.

Das Recht auf Berufsunfähigkeitsrente bei voller Erwerbsminderung hat jeder, der vor 1961 geboren ist.

Sofern Sie vor 1961 geboren wurden, haben Sie bei voller Erwerbsminderung Anspruch auf eine Berufsunfähigkeitsrente. Die Rentenzahlung bemisst sich an der Höhe der heutigen Rente wegen voller Erwerbsminderung. Wurden Sie später geboren, können Sie sich gegenüber einer Berufsunfähigkeit mit einer privaten Versicherung schützen. Leider müssen Sie jedoch damit rechnen, dass Versicherungen das Risiko Ihrer Absicherung scheuen.

Flexi-Rente und Hinzuverdienst

Es kann viele Gründe haben, warum Sie noch arbeiten, obwohl Sie bereits in Rente sein könnten: Vielleicht fühlen Sie sich fit oder haben Qualifikationen, die am Arbeitsmarkt begehrt sind? Vielleicht müssen Sie aber auch weiterarbeiten, weil Ihre Rente für ein angenehmes Altersleben nicht reicht. Ganz gleich, was Ihr persönlicher Grund ist: Der Deutsche Bundestag hat 2016 das Rentengesetz novelliert und die sogenannte Flexi-Rente eingeführt. Dadurch können Sie das Eintrittsalter in Ihre Rente flexibler gestalten und außerdem neben Ihrer Rente mehr hinzuverdienen. Außerdem können Sie Sondereinzahlungen leisten, um vorzeitig in Rente zu gehen. Das heißt: Wollen Sie noch vor dem Regelalter in Rente gehen, können Sie die Zeit, die Ihnen bis zum Regelalter oder zu den 35 Arbeitsjahren fehlt, durch diese Sonderzahlungen ausgleichen. Dies war auch früher schon möglich, allerdings können Sie damit heute bereits ab Ihrem 50. Lebensjahr beginnen. Darüber hinaus können Sie Ihre Rente sogar erhöhen, wenn Sie trotz geleisteter Ausgleichszahlungen länger arbeiten – zum Beispiel, weil Sie im Unternehmen geschätzt und deshalb gebeten werden, noch ein wenig zu bleiben.

Wie viel dürfen Sie hinzuverdienen?

Immer schon durften Sie steuerfrei hinzuverdienen, ohne dass sich dies negativ auf Ihre Rente auswirkte. Allerdings gab es bis zum Erreichen des Regelrentenalters für diese sogenannten Freibeträge Grenzen: Früher lagen sie bei 450 Euro monatlich plus zweimal pro Kalenderjahr weitere 450 Euro. Verdienten Sie mehr hinzu, reduzierte sich Ihre Rente abhängig von der Höhe Ihres Hinzuverdienstes in mehreren Stufen. War dieser sehr hoch, konnte dies sogar dazu führen, dass Ihnen keine Rente mehr ausgezahlt wurde. Mit der Gesetzesreform sind diese Grenzen gestiegen: Nun können Sie bereits vor Erreichen Ihres Regelrentenalters 6.300 Euro pro Jahr hinzuverdienen, ohne dass Ihre Rente sinkt. Die bisherige monatliche Grenze von 450 Euro wurde aufgegeben. Diese Grenze – der sogenannte Hinzuverdienstdeckel –

Als Rentner dürfen Sie dazuverdienen. Prüfen Sie am besten mit Ihrem Rentenversicherungsträger, bis zu welchem Betrag sich das für Sie finanziell lohnt.

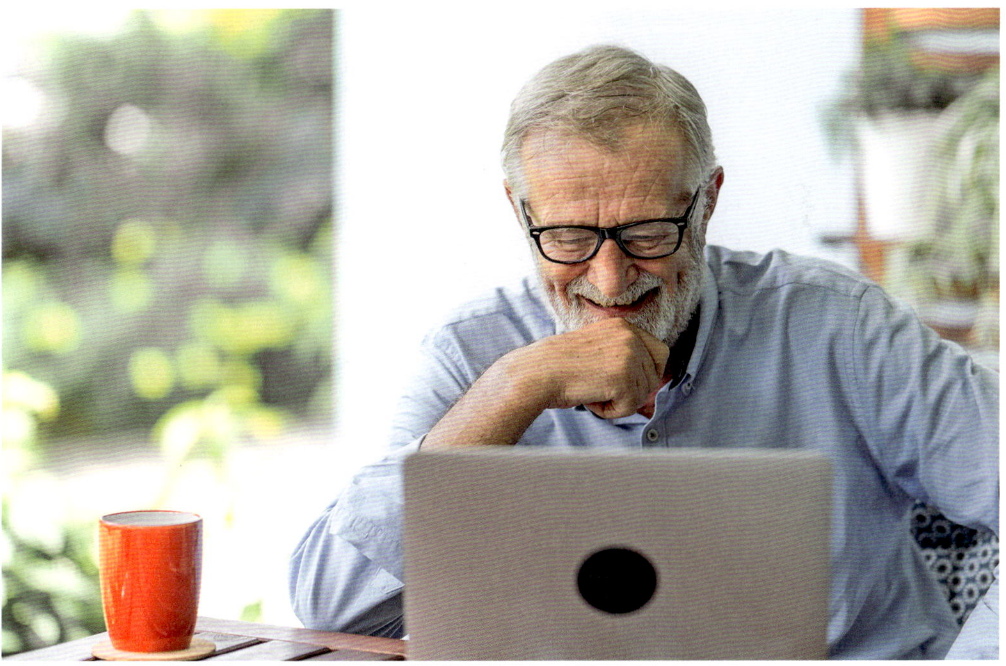

gilt auch dann für Sie, wenn Sie eine Rente wegen voller Erwerbsminderung erwarten oder beziehen (früher: Erwerbsunfähigkeitsrente). Alles, was über der Grenze von 6.300 Euro pro Jahr liegt, wird nun zu 40 Prozent auf Ihre Rente angerechnet und macht aus Ihrer Rente eine sogenannte Teilrente. In manchen Fällen ist Ihr Hinzuverdienst so attraktiv, dass er Ihre Rentenkürzung mehr als ausgleicht. Deshalb ist es besonders wichtig, im Gespräch mit Ihrem Rentenversicherungsträger genau zu prüfen, bis zu welchem Betrag sich ein Hinzuverdienst für Sie finanziell lohnt.

- Suchen Sie das Gespräch und lassen Sie sich zu Ihrem individuellen Fall beraten. Bei der Rente und einem möglichen Hinzuverdienst wird „spitz" gerechnet, sodass nicht Euro, sondern Cent darüber entscheiden können, was am Ende für Sie herauskommt.
- Wenn Sie wissen möchten, wie viel Abschläge Sie zahlen müssen, um eine bestimmte Anzahl von Jahren oder Monaten früher in Rente gehen zu können, beantragen Sie einfach bei der Deutschen Rentenversicherung eine „besondere Rentenauskunft". Diese weist auf Basis des angefragten Rentenbeginns die voraussichtliche Minderung der Altersrente aus.
- Sobald Sie Ihre Regelaltersgrenze erreicht haben, können Sie unbegrenzt hinzuverdienen. Sie sind dann auch nicht mehr verpflichtet, die Beschäftigung bei Ihrem Rentenversicherungsträger zu melden. Auch Beiträge zur Rentenversicherung sind dann nicht mehr zwingend. Zahlen Sie freiwillig, erhöht sich allerdings Ihre Rente Jahr für Jahr.
- Viele weitere Informationen und Berechnungsbeispiele zur Flexi-Rente finden Sie auch unter www.flexirente.drv.info

Sobald Sie die Regelaltersgrenze erreicht haben, können Sie unbegrenzt hinzuverdienen.

DAS SEELENLEBEN NACH DER IMPLANTATION

Aus mehr als 25 Jahren Praxis in der Organisation von Gesprächskreisen und Patiententagungen sowie aus Tausenden von Telefongesprächen mit Betroffenen wissen wir: Das seelische Chaos, das ein plötzlicher Herztod oder die Diagnose „Sie brauchen einen Defi" auslösen kann, ist groß. Sowohl bei Betroffenen als auch bei Partnern und Angehörigen. Im letzten großen Kapitel dieses Ratgebers geben wir Ihnen Ratschläge und Tipps, wie Sie nach einem Ereignis, einer Implantation oder nach einer Komplikation Unterstützung und Gesprächsangebote finden.

Schweigen ist Silber, Reden ist Gold

Patientin

„Ich hatte nie einen Herzstillstand, sondern ein Hinterwandaneurysma unbekannter Herkunft, das sich so weit ausdehnte, dass die Mitralklappe repariert werden musste. Das geschah am geöffneten Brustkorb 2016. Einige Monate später rieten mir unabhängig voneinander zwei Kardiologen dringend zu einem Defi. Ich war geschockt. Steht es so schlimm um mein Herz? Dann kam Abwehr: Ich will kein ‚Gerät' in meinem Körper. Wie lange kann ich ohne leben? Brauche ich so etwas wirklich? Mit wem kann ich darüber reden? Meine Familie wollte ich erst mal nicht in diese innere Auseinandersetzung mit reinziehen. Und ich war froh, dass ich nur ein Jahr vor der Rente stand und niemand mehr materiell abhängig von mir war. Ich brauchte drei Monate, um mich für den Defi zu entscheiden, brauchte Gespräche mit Freundinnen und eine Flugreise nach Kanada zu meinem Sohn. Letzteres war mir wichtig, weil ich von vielen Komplikationen gehört und gelesen hatte. Ich wusste nicht, wann ich wieder hätte fliegen können. Für den Defi habe ich mich dann entschieden, weil ich große Lust auf das Leben habe, Lust auf MEIN Leben. Ich bin sehr froh über diese ‚Sicherheit', die mir der Defi verleiht, ich genieße jeden Tag." Gudrun, mit Defi seit 2016

Patientin

„Was mache ich bloß, wenn mein Defi plötzlich schockt? Wie kann ich mich davon ablenken, immer darüber nachzudenken, dass es passiert? Gebe ich jetzt die Kontrolle über mein Leben an ein Gerät ab? Wie weit darf ich mich überhaupt noch belasten? Wie zuverlässig ist so ein Gerät? Soll ich besser auf Freizeitaktivitäten oder auf meine Arbeit verzichten, um kein Risiko einzugehen? Regelmäßige Defi-Kontrollen durch meinen behandelnden Kardiologen und Gespräche/Informationen mit der Defi-Liga gaben mir zunehmend Sicherheit. Im Laufe der vergangenen sechs Jahre nach der Implantation habe ich viel Sicherheit

erworben. Ich bin durch den Defi kaum eingeschränkt. Es ist bis heute zu keinem weiteren Vorfall gekommen und ich vergesse oft, dass ich ihn habe." Marianne, mit Defi seit 2014

Alles, was zur Implantation eines Defis führt und anschließend damit zusammenhängt, kann zu einer psychischen Herausforderung werden.

Zum einen können die konkreten Schockerlebnisse durch den Defi extrem belastend sein. Zum anderen sind es vielfach die verunsichernden und ängstigenden Erfahrungen, die überhaupt zu der Implantation geführt haben – und damit zu einer gravierenden Veränderung in der Wahrnehmung Ihrer eigenen Lebenswirklichkeit. Beides erfordert eine enorme Anpassungsleistung Ihrer Psyche in Bezug auf Ihre neuen Erfahrungen und Lebensbedingungen nach der Implantation. Nicht jede menschliche Psyche ist aber in der Lage, diese schwierige Anpassungsleistung problemlos zu erbringen.

Ob oder wie Ihnen dies gelingt, hängt nicht nur von der Intensität Ihrer jeweils erlebten Belastung ab. Wesentlich mitentscheidend sind verschiedene Risiko- und Schutzfaktoren, mit denen Sie in Ihrer bisherigen Lebensgeschichte ausgestattet wurden. So gelingt es dem einen ganz gut, auch ohne therapeutische Hilfe nach gewisser Zeit wieder in ein relativ „normales" Leben zurückzufinden und die belastenden Erfahrungen zu bewältigen. Andere wiederum entwickeln eine gravierende psychische Erkrankung – zum Beispiel, weil sie in ihrer Lebensgeschichte bereits bestimmten Belastungen oder negativen Einflüssen ausgesetzt waren.

Expertin

„Die Gesichter möglicher psychischer Folgeerkrankungen sind – je nachdem, wie Ihre individuelle Psyche mit Anpassungs- und Bewältigungsfähigkeiten ausgestattet ist – sehr vielfältig. Vor allem sind diese Folgeerkrankungen von Laien und auch Ihnen selbst schwer einschätzbar. Sollten also bei Ihnen nach der Defi-Implantation psychische Symptome oder psychosomatische Beschwerden auftreten, die Ihr Wohlbefinden

stark beeinträchtigen und mit Leid, Angst und Verunsicherung einhergehen, suchen Sie dringend das Gespräch mit einem Psychotherapeuten. Dieser Moment ist spätestens dann erreicht, wenn Sie Ihre Situation nicht mehr alleine oder mithilfe von Familie, Freunden oder anderen Selbsthilfemöglichkeiten lösen oder bewältigen können.“

Dr. Bettina Stankoweit-Schmidt ist niedergelassene Psychologische Psychotherapeutin in Recklinghausen, promovierte über „Lebensqualität und Krankheitsverarbeitung nach Implantation eines Kardioverter-Defibrillators (ICD) bei Patienten mit malignen Herzrhythmusstörungen" und ist Mitglied im medizinischen Beirat der HERZ *IN* TAKT Defi-Liga e.V.

Traumata

Das Wort Trauma hat griechische Wurzeln und bedeutet Verletzung. Unter einem psychischen Trauma versteht man eine seelische Verletzung oder eine starke psychische Erschütterung, die durch ein extrem belastendes Ereignis hervorgerufen wird. Traumatisch erlebte Ereignisse lösen extremen psychischen Stress aus, bei dem Betroffene sich existenziell bedroht erleben. Massive Gefühle von Hilflosigkeit, Ohnmacht und Ausgeliefertsein sowie höchste Verzweiflung gehen damit einher.

Extrem belastende Ereignisse können zu einer seelischen Verletzung führen, dem Trauma.

Nicht nur das Kammerflimmern oder die Nachricht über die Notwendigkeit eines Defis, sondern auch Fehlfunktionen sowie adäquate oder inadäquate Schocks können solche Traumata auslösen. Auch das Bewusstsein, einen Fremdkörper in sich zu tragen, auf den Sie sich von nun an verlassen müssen, kann dazu führen, dass Sie Gefühle von Kontroll- und Autonomieverlust haben und dass Sie sich ohnmächtig und ausgeliefert fühlen. Unter anderem auch, weil Sie nicht wissen, wie ein Schock sich anfühlt oder weil Sie fürchten, dass der Defi im entscheidenden Moment nicht richtig funktioniert. In manchen Fällen kann das sogar dazu führen, dass Sie den Defibrillator ablehnen – vor allem, wenn Sie seine lebensrettende Funktion nicht erlebt haben.

Der Weg zum Therapeuten

Bei der Suche nach einem Psychotherapeuten sollten Sie wissen, dass die Krankenkasse die Kosten für psychotherapeutische Behandlungen nur übernimmt, wenn sie von Psychologischen Psychotherapeuten sowie von psychotherapeutisch tätigen Ärzten durchgeführt werden, die über eine sogenannte Kassenzulassung verfügen. Eine Liste entsprechend niedergelassener Therapeuten erhalten Sie bei Ihrer Krankenkasse. Bei der konkreten Suche kann Ihnen zudem die Terminservicestelle der für Sie zuständigen Kassenärztlichen Vereinigung behilflich sein.

In einem ersten Gespräch – dem Sprechstundentermin – klären Sie dann zunächst, ob bei Ihnen eine behandlungsbedürftige psychische Folgeerkrankung aufgetreten ist und ob es für Sie nötig ist, eine Psychotherapie aufzunehmen. Ist dies der Fall, prüfen Sie und Ihr Therapeut vor Beginn der eigentlichen Therapie in sogenannten probatorischen Sitzungen, ob die Chemie zwischen Ihnen stimmt und eine vertrauensvolle Beziehung entstehen kann. Diese ist wesentlich für den angestrebten Behandlungserfolg. Zudem erläutert Ihnen Ihr Therapeut seine weitere Vorgehensweise. Dazu gehört, welche Therapieform er anwenden möchte, und auf welchen wissenschaftlich anerkannten Verfahren, Methoden und Techniken die Behandlung beruht. Erst dann entscheiden Sie, ob Sie tatsächlich eine Psychotherapie aufnehmen möchten. Deren Kosten werden dann auf Antrag von der Krankenkasse übernommen.

> Eine vertrauensvolle Beziehung zwischen Ihnen und Ihrem Therapeuten ist wesentlich für den Behandlungserfolg.

Eine Psychotherapie – insbesondere bei Traumata – ist vielschichtig und sollte gezielt auf Ihr individuell zu behandelndes psychisches Beschwerdebild ausgerichtet sein. Im Rahmen der von den Krankenkassen finanzierten Therapie gibt es drei Verfahren, die eine wissenschaftliche Anerkennung besitzen:

- die Verhaltenstherapie,
- die tiefenpsychologisch fundierte Psychotherapie und
- die Psychoanalyse.

Auch wenn das Vorgehen in den verschiedenen Therapierichtungen häufig recht ähnlich ist, sollte die Behandlung möglichst bei erfahrenen und auf Traumabehandlung spezialisierten Psychotherapeuten stattfinden. Selbst wenn Ihr Therapeut zum Beispiel vorrangig tiefenpsychologisch oder verhaltenstherapeutisch arbeitet, kombiniert die Traumatherapie häufig verschiedene Ansätze bzw. Verfahren nach Bedarf miteinander.

Hätten Sie's gewusst?
EMDR steht für *Eye Movement Desensitization and Reprocessing,* was auf Deutsch „Desensibilisierung und Verarbeitung durch Augenbewegung" bedeutet. Dr. Francine Shapiro (USA) entwickelte diese Psychotherapieform zur Behandlung von Traumafolgestörungen Ende der 1980er-Jahre.

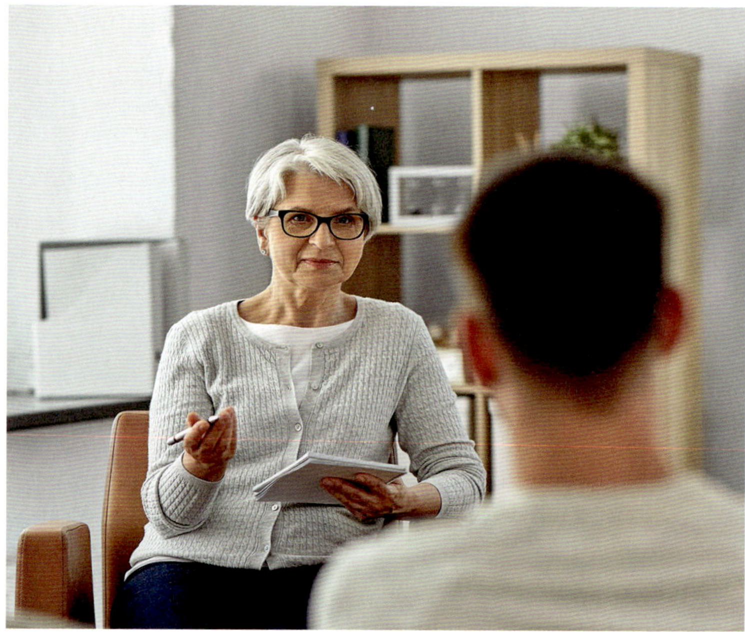

Psychologische Hilfe anzunehmen ist kein Zeichen von Schwäche. Es zeigt vielmehr, dass Sie aktiv mit Ihrer Krankheit umgehen.

Seelische Belastung und Psychopharmaka

Neben der psychotherapeutischen Behandlung kann eventuell zusätzlich eine medikamentöse Behandlung mit Psychopharmaka hilfreich sein. Diese sollte allerdings keinesfalls die notwendige Psychotherapie ersetzen. Wenn überhaupt, sollte sie begleitend zu dieser durchgeführt werden. Wichtig zu wissen ist für Sie in diesem Zusammenhang:

- Psychopharmaka allein können in aller Regel psychische Störungen nicht beheben.
- Einige Psychopharmaka können zu unerwünschten Nebenwirkungen auf das Herz führen und stellen damit ein gewisses Risiko dar. Diese Nebenwirkungen können sehr vielfältig sein und schließen beispielsweise die Möglichkeit des Auftretens von Herzrhythmusstörungen oder Reizüberleitungsstörungen ein. Um dieses Risiko bei einer begleitenden Psychopharmakatherapie zu verringern, sollte die Verordnung und Durchführung unbedingt von Kardiologen und/oder Psychiatern erfolgen, die mit Herzerkrankungen sehr erfahren sind.

Psychopharmaka können zusätzlich zu einer psychotherapeutischen Behandlung eingenommen werden, diese aber nicht ersetzen.

Die Angst vor dem Schock

Patient

„Im März 2012 wurde ich durch ein Ereignis mit meinem Defi ziemlich aus der Bahn geworfen. Völlig unerwartet und wie aus heiterem Himmel begann mein Defi mit der Abgabe von Schocks. Nach dem ersten Schock setzte ich mich auf meine Couch und dachte kurz darüber nach, was zu tun war. Da kam auch schon die nächste Schockabgabe. Ich erreichte zum Glück direkt meinen Hausarzt per Telefon. Dieser riet sofort zum Notarzt und verständigte diesen dann auch. Bis zum Eintreffen des Notarztes und auch noch danach erhielt ich 15 Schocks. Es hörte zum Glück auf, als der Notarztwagen auf dem Weg in die Uniklinik war. Dieses Ereignis hat zu großen Angstzuständen und Schlaflosigkeit bei mir geführt. Erst die Gespräche mit ähnlich Betroffenen in der Defi-Liga, die Behandlung durch einen Psychologen

und vor allem die Zeit haben mir geholfen, wieder in mein ‚normales' Leben zurückzufinden." Werner, mit Defi seit 2002

Angst ist grundsätzlich etwas Gutes, denn sie hat eine wichtige Schutz- und Warnfunktion.

Ob berechtigt oder unberechtigt: Schocks können neben den bereits erwähnten Traumastörungen auch Angststörungen, Panikattacken oder langfristig auch Depressionen auslösen. Sie entstehen meist aus der mangelnden Voraussehbarkeit der Schocks und einer empfundenen Willkür. Dadurch gerät Ihre Psyche unter Stress. Wenn Sie dann nicht wissen, wie Sie angemessen mit Ihren Ängsten umgehen sollen, führt das schnell dazu, dass Sie soziale oder sportliche Aktivitäten vermeiden und sich sukzessive zurückziehen und isolieren. Dabei ist Angst erst einmal etwas Gutes, denn sie hat eine wichtige Schutz- und Warnfunktion. Denken Sie zum Beispiel an die gesunde Angst vor gefährlichen Tieren, die vielen unserer Vorfahren das Leben gerettet hat. Die Veranlagung zur Angst und das Empfinden von Angst sind jedoch von Mensch zu Mensch verschieden. Entscheidend ist deshalb, wie Sie mit Ihren Ängsten umgehen. Auch wenn Sie eine Selbstdiagnose unbedingt vermeiden sollten, zu Ihrer Einschätzung vielleicht so viel: Aus Angst wird eine Angststörung immer dann,

- wenn sie zu lange anhält oder zu oft auftritt.
- wenn Sie eine starke und andauernde Erwartungsangst entwickeln.
- wenn Sie aus Angst aufhören, zu handeln.
- wenn Sie darunter leiden und in Ihrer Lebensführung gehindert sind.
- wenn es keine reale Bedrohung gibt.

Das Ausmaß von Angst

Ob Sie bereits ein Schockerlebnis hatten oder nicht, spielt für das Ausmaß Ihrer Angst eine eher untergeordnete Rolle. Wichtiger ist Ihr Persönlichkeitstyp[9]. Sind Sie etwa eine sogenannte Typ-D-Persönlichkeit, entwickeln Sie erwiesenermaßen häufiger psychische Symptome als andere Persönlichkeitstypen. „D" steht dabei für „distress" und bedeutet so viel wie Kummer. Als Typ-D-Persönlichkeit sind Sie eher in sich gekehrt, erleben negative Emotionen stärker und neigen unter anderem aus Angst vor Ablehnung dazu, Ihre Gefühle mit sich allein auszumachen. Zudem ziehen sie sich eher von anderen Menschen zurück, sind verschwiegen und nicht sehr selbstsicher. Durch unbewältigte Ängste steigt jedoch bei allen Menschen der Stresslevel. Gerade Herzpatienten mit Typ-D-Persönlichkeit bringen sich so ungewollt selbst in Gefahr und der Teufelskreis Stress – Arrhythmie – Schock – Stress kann einsetzen. Doch auch hier ist Hilfe möglich, denn Studien belegen, dass eine psychologische Therapie – gegebenenfalls in Kombination mit einer pharmakologischen Behandlung – helfen kann, diesen Teufelskreis zu unterbrechen.

Eine „Typ-D-Persönlichkeit" nach Johan Denollet et al. entwickelt häufiger psychische Symptome als andere Persönlichkeitstypen.

Auch Angehörige sind betroffen

Der Einbezug von Lebenspartnern und Angehörigen ist nach Ihrer Defi-Implantation entscheidend und wichtig. Denn auch sie haben Angst: etwa, dass Sie versterben und sie nicht adäquat helfen können oder dass sie im entscheidenden Moment nicht zur Stelle sind. Und so, wie Ihre Angst Sie selbst stresst, geraten auch Ihre Angehörigen unter Druck. Ganz unbeabsichtigt kann dies dazu führen, dass sie Sie überbehüten und dadurch bei Ihnen zusätzliche Ängste schüren. Nicht selten vergessen Partner auch, sich um sich selbst zu kümmern, und verausgaben ihre Energie

---

9 Johan Denollet et al. (2010): A General Propensity to Psychological Distress Affects Cardiovascular Outcomes, Evidence From Research on the Type D (Distressed) Personality Profile.

bis zur Erschöpfung für den anderen. Der gute Wille, der dahintersteckt, kann schnell ins Gegenteil umschlagen. Ihr Partner trägt nicht die Verantwortung für Ihr gesundheitliches Wohlergehen, deshalb unterstützen Sie ihn, wenn Sie erkennen, dass er sich mehr Zeit für eigene Bedürfnisse nehmen sollte – denn das ist ganz normal und außerdem wichtig, um die Balance innerhalb der Beziehung zu stärken. Und schließlich: Laden Sie Ihre Angehörigen ein, Sie zu Selbsthilfetreffen oder zur Jahrestagung der Defi-Liga zu begleiten. Die Erfahrung zeigt, dass viele Angehörige ganz erleichtert und befreit von diesen Treffen zurückkehren. Einerseits können sie dort viel über Ihre Erkrankung erfahren, andererseits erleben sie vor Ort, dass sie mit ihren Ängsten nicht allein sind!

Praxistipp

Betreiben Sie keine Selbstdiagnose! Aktuelle Erhebungen zeigen, dass es einen drastischen Zuwachs an psychischen Erkrankungen gibt. Ihre Bandbreite ist ähnlich vielfältig wie die der körperlichen Erkrankungen. Gerade deshalb ist es wichtig, dass Sie sich an Experten wenden!

Was tun im Notfall?

Wenn Ihr Defi einen Schock abgibt, sollten Sie umgehend in Ihrer kardiologischen Praxis, in Ihrer Klinik oder in Ihrer Hausarztpraxis anrufen. Nachdem man sich dort ein Bild von Ihrer Situation gemacht hat, wird man Sie zeitnah zu einer Defi-Abfrage bitten. Dort wird dann geprüft, ob der Schock berechtigt oder unberechtigt war. Außerhalb der Praxiszeiten oder sobald Sie verunsichert sind, sollten Sie keinesfalls zögern, auch bei „nur“ einer Schockabgabe einen Krankenwagen zu rufen. Schockt der Defi mehr als einmal, rufen Sie oder Ihre Angehörigen bitte umgehend den Notarzt.

Die Notfalldose für alle Fälle

Wenn der Notarzt oder die Rettungssanitäter zu Ihnen ins Haus kommen müssen, ist es meistens eilig. Dann ist es gut, wenn sie schnell wissen, welche Medikamente Sie brauchen – oder welche Sie unbedingt vermeiden sollten. Damit es im Notfall schnell gehen kann, nimmt die sogenannte Notfalldose für alle Beteiligten den Stress aus der Situation. Das Prinzip ist denkbar einfach: Befüllen Sie die Notfalldose mit einem Medikamentenplan und einem Infoblatt mit Angaben über Ihren Defi, über Allergien und Unverträglichkeiten sowie mit Ihrer Versicherungsnummer und den Kontaktdaten von Hausarzt, Klinik und Angehörigen. Stellen Sie die Dose in die heimische Kühlschranktür – hier suchen Rettungskräfte zuerst, wenn Sie ihnen mit einem Aufkleber an der Wohnungstür und am Kühlschrank signalisieren: Hier gibt's eine Notfalldose. Das kann wichtige Zeit sparen und entlastet außerdem Ihre Angehörigen von der Angst, falsche Angaben zu machen. Fragen Sie in Ihrer Apotheke nach der Dose. Selbst wenn sie nicht vorrätig ist, kann man sie dort für Sie bestellen.

Die sogenannte Notfalldose hilft dem Rettungsteam vor Ort und ist in jeder Apotheke erhältlich.

Mit der Notfall-App unterwegs

Mehrere Entwickler bieten inzwischen Apps an, mit denen im Falle eines Falles die wichtigsten medizinischen Daten auf dem Handy angezeigt werden. Ergänzt werden diese Angebote auch durch Notfallarmbänder oder Notfallkarten, auf denen die wichtigen Daten stehen, die Rettungskräften eine schnelle Hilfe ermöglichen.

- Android-Nutzer können die App unter www.notfall-id.de herunterladen.
- iPhone-Nutzer können mit der Health App eine ähnliche Funktion einrichten.

Unterstützung durch Sozialdienste

Sozialdienste sind nicht nur für Sie da, wenn Sie stationär untergebracht sind, sondern auch als Ambulanzpatient.

In nahezu jeder Klinik existiert ein Sozialdienst, dessen Mitarbeiter Sie bei vielen Themen unterstützen können. Besonders hilfreich ist dies, wenn Sie keine familiären oder nachbarschaftlichen Hilfesysteme haben, die Sie beispielsweise nach einem Klinikaufenthalt unterstützen wollen oder können. Die Sozialdienste sind nicht nur für Sie da, wenn Sie stationär untergebracht sind, sondern auch als Ambulanzpatient. Die Mitarbeiter des Sozialdienstes kennen sich im komplexen System der Sozialleistungsträger aus, kennen Ihre Leistungsansprüche, können Reha-Maßnahmen koordinieren, Kostenübernahmen klären oder auch Ihre Verlegung in andere Pflege- oder Reha-Einrichtungen vorbereiten. Auch das Entlassmanagement wird von den Mitarbeitern des Kliniksozialdienstes koordiniert, sodass eine gute interdisziplinäre Zusammenarbeit und der gegenseitige Informationsaustausch gewährleistet sind. Im Einzelnen helfen die Sozialdienste Ihnen ...

- bei der Bewältigung von Krankheit, Problemen im sozialen Umfeld oder bei existenziellen Krisen und Suchtfragen.
- bei der gesetzlichen Betreuung, Wohnungsfragen, Versorgung hilfsbedürftiger Angehöriger, Vermittlung an Selbsthilfegruppen oder Beratungsstellen.
- bei Leistungen der Kranken- und Pflegekassen, der Agentur für Arbeit, der Rentenversicherung und beim Schwerbehindertenausweis.
- bei der häuslichen Pflege, Haushaltshilfen, betreutem Wohnen, Kurz- und Langzeitpflege, Palliativstationen und Hospizen sowie weiteren ambulanten oder stationären Angeboten.
- bei einer Anschlussheilbehandlung, der neurologischen Frührehabilitation sowie der geriatrischen Rehabilitation.
- bei Leistungen zur beruflichen Rehabilitation oder der Umschulung sowie bei der Wiedereingliederung.

Dies alles geschieht in Ab- und Rücksprache mit Ihnen. Wie alle anderen Mitarbeiter des Krankenhauses sind auch die des Sozialdienstes zur Verschwiegenheit verpflichtet.

Psychosomatische Reha, Anschlussheilbehandlung und Kur

Bei einer psychosomatischen Erkrankung erzeugen Faktoren wie Stress, Angst, Unsicherheit, Trauer oder Resignation körperliche Leiden. Eine Diagnose ist oft kompliziert, weil die körperlichen Symptome nicht immer sofort auftreten oder weil Sie oft gar nicht annehmen, dass Ihre Beschwerden seelische Ursachen haben könnten. Besteht aber ein solcher Zusammenhang, können Ihnen psychologische und physiologische Therapien oder eine Kombination aus beidem helfen, mehr Lebensqualität zu gewinnen.

- Eine psychosomatische Reha dauert laut Gesetzgeber drei Wochen und kann auch verlängert werden. Die Kosten übernehmen vorrangig die Kranken- oder Rentenversicherungen. Sie benötigen dazu einen medizinischen Befund mit einer entsprechenden Diagnose. Sind Sie älter als 18 Jahre, müssen Sie täglich einen Betrag von 10 Euro zuzahlen. Je nach Therapie und Kostenträger variiert jedoch die Dauer der Zuzahlung. Haben Sie im Kalenderjahr bereits für eine andere medizinische Leistung zugezahlt, sind Sie von der Zuzahlung entbunden. Ihr Arbeitgeber ist für den Reha-Zeitraum sechs Wochen lang zu einer Lohnfortzahlung verpflichtet. Anschließend übernehmen die Sozialleistungs- oder Sozialversicherungsträger diese Leistung.

Eine psychosomatische Reha dauert drei Wochen und kann bei Bedarf verlängert werden.

- Bei einer Anschlussheilbehandlung übernimmt der Sozialdienst der Krankenhäuser die Anmeldung. Meistens erhalten Sie Ihren Platz nach zwei Wochen.

- Handelt es sich um eine klassische Kur, müssen Sie den Antrag selbst stellen und mit langen Wartezeiten bis zur Bewilligung rechnen. Wichtig ist, dass Sie den Antrag sehr gut begründen und möglichst mit ärztlichen Befunden aufzeigen, warum sie notwendig ist. Nach jeder Kur besteht eine Wartefrist von vier Jahren für einen erneuten Antrag.

Die Angebote der HERZ *IN* TAKT Defi-Liga e.V.

Die Angstbewältigung in Therapien oder Selbsthilfegruppen kann sich positiv auf Ihre Gesundheit auswirken.

Es gibt viele Betroffene, die sehr gut mit ihrem Defi zurechtkommen und ihn auf keinen Fall missen möchten. Wir freuen uns, wenn Sie jetzt schon oder bald dazugehören – vielleicht auch dank dieses Ratgebers. Das Erleben körperlicher Erkrankungen kann aber auch Angststörungen oder Depressionen auslösen, die sich wiederum auf die körperliche Gesundheit auswirken. Erwiesen ist etwa, dass Depressionen das Risiko einer koronaren Herzkrankheit erhöhen. Es fühlt sich also nicht nur besser an, wenn Sie Ihre Fragen und Ängste vertrauensvoll mit Therapeuten oder Seelsorgern bearbeiten – es ist auch gesundheitlich sinnvoll. Eine wichtige Rolle bei der Bewältigung des Alltags spielen auch Selbsthilfegruppen. In Deutschland stehen Ihnen dafür neben der HERZ *IN* TAKT Defi-Liga e.V. zahlreiche Selbsthilfegruppen zur Seite. Mit vielen von ihnen sind wir gut vernetzt.

www.defi-liga.de

Die Homepage der HERZ *IN* TAKT Defi-Liga e.V. ist unsere wichtigste Informationsplattform. Dort informieren wir über Neuigkeiten, kündigen die Termine und Programme unserer Gesprächskreise sowie unserer Jahrestagung an – und berichten im Anschluss ausführlich darüber. Auch die Alarmtöne von Defis können Sie dort abhören – sofern der Defi Ihres Herstellers mit solchen Alarmtönen ausgestattet ist. Dass die Arbeit, die wir in die Pflege der Homepage stecken, ankommt, zeigt uns regelmäßig die Jahresstatistik unserer Webmasterin: 2019 hatten wir rund 260.000 Besucher und über eine Million Seitenaufrufe.

Gesprächskreise

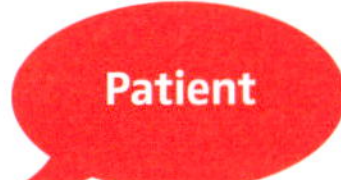

„Als ich im September 1998 meinen ersten Defi bekam, habe ich mich umgehend der Defi-Liga angeschlossen – in der Hoffnung, hier meine Fragen beantwortet und viele Informationen zu bekommen. An Belehrungen und Verhaltensregeln seitens der behandelnden Ärzte für das Leben mit einem Defi kann ich mich jedenfalls so gut wie nicht erinnern. Nach über 20 Jahren mit Gesprächskreisen, Jahrestagungen und Arztgesprächen weiß ich allerdings auch um das Phänomen, dass Patienten Gespräche in den ersten Tagen und Wochen nach einem sehr einschneidenden Erlebnis gar nicht entsprechend aufnehmen und innerlich voll verarbeiten."

Helmut, mit Defi seit 1998

Gesprächskreise sind eine wunderbare Möglichkeit, sich mit Menschen, die nachfühlen können, wie es Ihnen geht, auszutauschen.

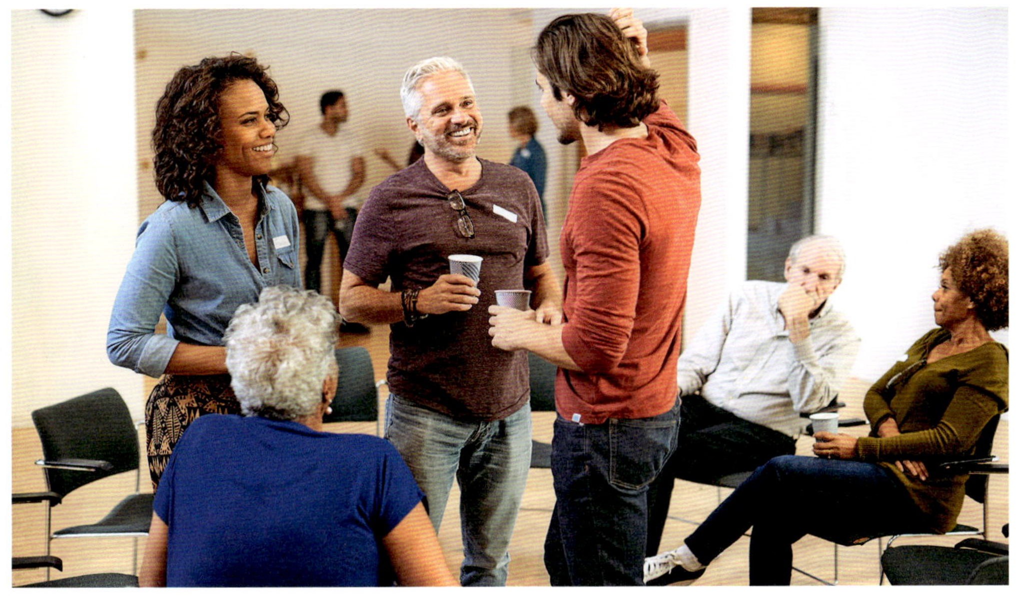

Mindestens achtmal im Jahr organisieren wir als HERZ *IN* TAKT Defi-Liga e.V. Gesprächskreise, in denen wir immer wieder neue Themen aufgreifen. Sie stehen natürlich auch Ihnen offen, wenn der Veranstaltungsort für Sie passt. Alle werden mit offenen Armen empfangen, und später hören wir oft: „Das war die beste Idee, die ich hatte. Hier treffe ich endlich auf Menschen, die meine Situation nachvollziehen können." Regelmäßig haben wir auch Gäste, die über 200 Kilometer anreisen, um dabei zu sein. Für die Gesprächskreise arbeiten wir mit Referenten zusammen, die ihr Expertenwissen in lockerer Atmosphäre und in leicht verständlicher Weise weitergeben. In vielen Fällen sind es Mediziner, zu denen wir langjährigen Kontakt haben und die oft sagen, dass sie ebenfalls von den Nachmittagen profitieren. Mal sind es Vorträge, mal sind es offene Gesprächsrunden. In beiden Fällen gibt es immer die Möglichkeit, persönliche Fragen loszuwerden.

Bei den Gesprächskreisen geben die Referenten ihr Expertenwissen in lockerer Atmosphäre weiter.

Ehrenamtliche telefonische Ansprechpartner

Wenn Sie akuten Redebedarf, ein drängendes Problem oder organisatorische Fragen haben: Innerhalb der HERZ *IN* TAKT Defi-Liga e.V. hat sich eine Gruppe von ehrenamtlichen Ansprechpartnern gebildet, an die Sie sich nahezu jederzeit telefonisch wenden können. Sie haben ein offenes Ohr und geben ihre persönlichen Erfahrungen weiter, dürfen aber verständlicherweise keine medizinischen Ratschläge geben. Einmal im Jahr trifft sich diese Gruppe auch zu einer internen Weiterbildung, um für Sie am Ball zu bleiben. Die Telefonnummern der Ansprechpartner finden Sie auf unserer Homepage.

Ehrenamtliche Ansprechpartner stehen Ihnen jederzeit telefonisch zur Verfügung.

Jahrestagung für Patienten und Angehörige

Seit 1993 veranstaltet die HERZ *IN* TAKT Defi-Liga e.V. zusammen mit dem Department für Rhythmologie und Angiologie der Kardiologischen Klinik im Universitätsklinikum Münster (UKM) sowie zahlreichen freien Referenten in der Akademie Franz Hitze

Haus eine Wochenendtagung für Patienten und Angehörige. Jeder ist dort willkommen, auch hier ist die Atmosphäre locker und familiär. Tagsüber stehen dort Impulsvorträge und Arbeitskreise auf dem Programm, in denen Sie sich mit Kardiologen, Psychologen oder Medizinern anderer Fachrichtungen austauschen können. In den Pausen am Samstag haben Sie Gelegenheit, mit Vertretern der Herstellerfirmen von Defis zu sprechen. Durch die Übernachtung und die gemeinsamen Mahlzeiten in der Akademie gibt es außerdem viel Zeit zum Gespräch unter Betroffenen. Wir freuen uns, wenn Sie beim nächsten Mal auch dabei sind! Die Ankündigung, das Programm sowie Berichte über die vergangenen Tagungen finden Sie auch auf der Homepage der HERZ *IN* TAKT Defi-Liga e.V.

www.defi-forum.de

Die wohl bekannteste und inhaltlich umfangreichste Chatplattform ist das Defi-Forum. Dort diskutieren bereits rund 2.700 Personen (meist Betroffene, Stand Juni 2020) über Themen, die ihnen aktuell unter den Nägeln brennen. Übersichtlich strukturiert tauschen sie dort ihre Erfahrungen über praktisch alle relevanten Anliegen aus: vom Krankheitsbild über Medikamente bis hin zur Angst. Auch hier berichten viele, die das Defi-Forum zum ersten Mal besuchen, dass es sie enorm erleichtert, mit ihren Fragen nicht allein zu sein.

Patient

„Nach der Implantation meines Defis im Jahr 2000 und dessen ständigen Schockabgaben hatte ich Fragen, die ich noch nicht einmal formulieren konnte, geschweige denn, dass sie durch Ärzte hätten beantwortet werden können. Da es zu der Zeit in Deutschland nur eine Handvoll Selbsthilfegruppen gab und der Weg zur nächsten zu weit war, habe ich mit dem Defi-Forum

eine Onlinelösung erdacht und ausgearbeitet, um für mich Antworten zu bekommen. Das Forum ist aber über alle Erwartungen hinaus so stark angenommen worden, das ich wusste: Ich bin nicht allein mit meinen Problemen. Innerhalb kurzer Zeit hat es sich zu dem deutschsprachigen Onlineforum für Defi-Betroffene und deren Angehörige etabliert und ihnen geholfen, den Umgang mit dem Defi besser zu meistern. Und auch nach 20 Jahren Betrieb und vielen neuen Selbsthilfegruppen hat es nichts von seiner Notwendigkeit und Aktualität verloren."

Thorsten Schippmann ist Betreiber des Defi-Forums, der HERZ *IN* TAKT Defi-Liga e.V. seit 2002 eng verbunden und seit 2019 Mitglied des Vorstands.

Der Defi am Lebensende

Es sind emotional schwierige Fragen, die auftreten, wenn Defi-Patienten im Sterben liegen beziehungsweise keine Aussicht auf Heilung mehr besteht. Besonders wenn das Defi-System ihnen nicht mehr helfen kann. Darf man es dann einfach abschalten? Können Patienten selbst über den Zeitpunkt bestimmen oder ist das Einverständnis eines Arztes zwingend notwendig? Gilt es als aktive Sterbehilfe, wenn Ärzte das Gerät ausschalten? Sind diese juristisch auf der sicheren Seite, wenn es eine Patientenverfügung gibt? All diese Fragen polarisieren aus ethischen Gründen und werfen medizinische, praktische und juristische Fragen auf. Fragen, die für Patienten, ihre Angehörigen und Mediziner gleichermaßen relevant sind. Zum Abschluss dieses Buches möchten wir uns diesem Thema mit Respekt und der gebotenen Differenzierung verschiedener Positionen nähern.

Auch wenn Defis das Risiko des plötzlichen Herztods effektiv verringern – den Tod durch andere Erkrankungen verhindern sie nicht. In einem Fachartikel im *Deutschen Ärzteblatt* kamen die Autoren bereits 2012 zu folgendem Schluss: „Schocktherapien durch ICD, die den Tod des Patienten nicht verhindern können oder nicht mehr verhindern sollen, sind unerwünscht und sollten vermieden werden. Hierzu ist eine Diskussion mit Patienten und Angehörigen notwendig. Institutionen, die Patienten in der letzten Lebensphase betreuen, sollten ebenso wie Abteilungen, die ICD-Patienten betreuen, Routinen entwickeln, die auf die Vermeidung medizinisch sinnloser Schocktherapien ausgerichtet und die sowohl in ethischer als auch in rechtlicher Hinsicht wohlbegründet sind.“[10]

Was sagen die Medizinethiker?

Die Kardiologie ist mittlerweile eine Hightech-Disziplin, bei der Ärztinnen und Ärzte sich immer häufiger mit rechtsethischen Fragen konfrontiert sehen. Mit ihnen beschäftigt sich innerhalb der Deutschen Gesellschaft der Kardiologie die interdisziplinäre Projektgruppe „Ethik in der Kardiologie“. In einer Stellungnahme im Oktober 2017[11] ging sie auf die Frage ein, ob oder wann ein Defi bei herzkranken Menschen, die im Sterben liegen, abgeschaltet werden dürfe. In ihren Empfehlungen berief sie sich auch auf die Ergebnisse einer Onlineumfrage, die sie 2015 durchgeführt hatte. 368 Chefärzte und Chefärztinnen kardiologischer und herzchirurgischer Abteilungen aus 292 Krankenhäusern in Deutschland hatten sich daran beteiligt, sodass man von einem aussagekräftigen Stimmungsbild sprechen kann.

---

10 Carlsson J., Paul N.W., Dann M., Neuzner J., Pfeiffer D.: The deactivation of implantable cardioverter-Defis: medical, ethical, practical, and legal considerations. Deutsches Ärzteblatt 2012; 109 (33–34): 535–41. DOI: 10.3238/arztebl.2012.0535

11 Waltenberger et al.: Verantwortungsvoller Umgang mit ICDs. Stellungnahme der Deutschen Gesellschaft für Kardiologie und ihrer Schwester-Gesellschaften. Kardiologe 2017, DOI 10.1007/s12181-017-0185-6

Im Ergebnis war es für die Befragten fast unumstritten, dass Defis in der palliativen Phase – also einer Lebensphase, in der keine Hoffnung auf Heilung mehr besteht – deaktiviert werden sollten. Nur 44 Prozent waren allerdings der Meinung, dass die Deaktivierung am Lebensende strafrechtlich wie standesrechtlich eindeutig geklärt sei. In den Kliniken, so hatte sich zudem herausgestellt, fehlten mehrheitlich Richt- oder Leitlinien zum Management der Defi-Therapie am Lebensende. Fast alle Befragten (96 Prozent) sagten zwar, dass die Deaktivierung im Patientengespräch angesprochen werde, doch nur knapp ein Viertel konnte bestätigen, dass dies vor der Implantation geschehe. Die Projektgruppe empfahl daher für das Arzt-Patienten-Verhältnis:

In vielen Kliniken fehlen laut einer Umfrage Richt- oder Leitlinien zum Management der Defi-Therapie am Lebensende.

- Risiken und Folgeprobleme sowie eine mögliche Deaktivierung vor der Implantation zu thematisieren,
- Angehörige in die Gespräche einzubeziehen,
- regelmäßige Gespräche zu führen, die Deaktivierung möglichst vor einer Palliativversorgung zu besprechen und sie in einer Patientenverfügung festzuhalten.

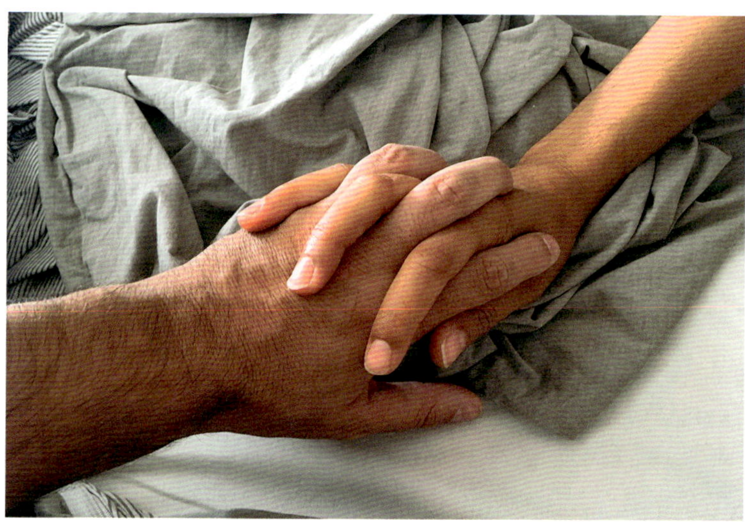

Auch wenn es schwerfällt: Sprechen Sie mit Ihrer Familie rechtzeitig darüber, damit sie in Ihrem Sinne entscheiden kann, wenn Sie im Sterben liegen.

Über den Tod sprechen (lernen)

Gespräche über den Tod sind häufig schwierig und emotional belastend. Mit Patienten, die gerade einen plötzlichen Herztod überlebt haben, vor einer Implantation über das mögliche Abschalten des Defis am Lebensende zu sprechen, erfordert viel Fingerspitzengefühl. Auch bei Patienten, die den Defi vorsorglich erhalten, ist es nur zu verständlich, dass sie die Gedanken über das mögliche Abschalten ihres Lebensretters erst einmal ausblenden. Nicht alle Ärzte sind zudem geschult für solche Gespräche. Viele fühlen sich auch juristisch unsicher oder haben im Klinikalltag schlichtweg nicht die Zeit, die ein solches Thema erfordert. Helfend und unterstützend stehen in diesen Fällen auch die Klinikseelsorger zu Gesprächen bereit. Sie sind meist Theologen oder Psychologen und haben einen großen Erfahrungsschatz in der Moderation von emotional schwierigen Gesprächen. Dies trifft auch auf die Betreuer in Hospizen und auf die Seelsorger auf Palliativstationen zu, für die der Umgang mit dem Tod zum Alltag gehört.

Bei Gesprächen über den Tod kann unterstützend ein Klinikseelsorger zur Seite stehen.

Verwirrend: die Begriffswelt der Sterbehilfe

Immer wieder taucht im Zusammenhang mit dem Beenden der Defi-Therapie auch der Begriff der Sterbehilfe auf. Doch ebenso oft, wie er auftaucht, sorgt dieser Begriff für unnötige Verunsicherung und Verwirrung. Klar ist mittlerweile, dass es sich um eine Beihilfe zur Selbsttötung handelt, die in Deutschland nicht verboten ist. Juristisch beschreibt der Begriff die Selbsttötung mithilfe einer Person, die dazu ein Mittel bereitstellt. Der Sterbewillige muss dieses Mittel jedoch selbst einnehmen können. Von Dezember 2015 bis Februar 2020 stellte der § 217 StGB die geschäftsmäßige Beihilfe zur Selbsttötung in Deutschland unter Strafe. Geschäftsmäßig bezog sich dabei nicht auf eine Bezahlung, sondern auf das wiederholte Handeln. Nicht unter Strafe standen weiterhin Angehörige oder andere Personen, die einem Sterbewilligen nahestanden und einmalig handelten.

Die Beihilfe zur Selbsttötung ist in Deutschland nicht verboten.

Am 26. Februar 2020 erklärte das Bundesverfassungsgericht den 2015 eingeführten § 217 StGB für verfassungswidrig. In Deutschland steht die Selbsttötung – der Freitod, der Selbstmord, der Suizid – nicht unter Strafe. Dieses Urteil bewertet die Motive und Entscheidungen eines Menschen zur Selbsttötung nicht moralisch und damit auch nicht strafrechtlich. Da die Selbsttötung kein Straftatbestand ist, urteilte das Gericht, sei es die Beihilfe zur Selbsttötung auch nicht.

Ihr Recht, zu entscheiden

Ist ein Patient entscheidungsfähig und aufgeklärt, hat er das Recht auf eine Deaktivierung des Defis – sogar dann, wenn diese medizinisch fragwürdig ist.

Je nachdem, wie ihre persönlichen Wertvorstellungen gelagert sind, betrachten manche Patienten bereits ihre Zustimmung zum Deaktivieren des Geräts als Suizid. Andere wiederum zögern vor dem Abschalten, obwohl sie wissen, dass sie aufgrund einer unheilbaren Erkrankung in absehbarer Zeit sterben werden. Diese und alle weiteren Positionen, die dazu führen, dass Menschen sich „pro Defi" entscheiden, sind persönlich richtig, wichtig und werden von allen Ärzten respektiert. Dann wieder gibt es Patienten, die wollen, dass ihr Defi zu einem bestimmten Zeitpunkt oder in einer bestimmten Situation abgeschaltet wird. Für sie gilt ebenfalls grundsätzlich: Sind sie entscheidungsfähig und aufgeklärt, haben sie im Sinne ihres Selbstbestimmungsrechts das Recht auf diese Deaktivierung – sogar dann, wenn sie medizinisch fragwürdig ist.

Es wird allgemein empfohlen, dass sich Defi-Patienten mit diesem Thema auseinandersetzen und eine Patientenverfügung erstellen, die Gedanken zum Thema „Deaktivierung des ICD" beinhaltet. Bei Patienten, die dauerhaft nicht entscheidungsfähig sind, ist zu prüfen, ob eine Patientenverfügung vorliegt, die das Abschalten des Defis abdeckt. Bei nicht mehr einwilligungsfähigen Patienten müssen Ärzte den mutmaßlichen Willen ermitteln. Haben sie nicht ausdrücklich widersprochen, gibt es in der unmittelbaren Sterbephase eine Besonderheit hinsichtlich der

Deaktivierung eines Defis: Hier darf der Patientenwille zur Deaktivierung auch dann vermutet werden, wenn die individuelle Einstellung zum Thema nicht bekannt ist. Die Bundesärztekammer formuliert dies so: „Den mutmaßlichen Willen des Patienten zu erforschen bedeutet, nach bestem Wissen und Gewissen zu beurteilen, was der Patient für sich selbst in der Situation entscheiden würde, wenn er es könnte."[12] Um diese auch für Ärzte mitunter unangenehme Situation zu vermeiden, plädiert auch Dr. Florian Reinke, Oberarzt in der Klinik für Kardiologie II (Rhythmologie) am Universitätsklinikum Münster, für möglichst frühzeitige und offene Arzt-Patienten-Gespräche:

Experte

„Der Defibrillator dient dazu, Leben zu erhalten. Bevor so ein Gerät deaktiviert wird, führen wir mit den Patienten, ihren Angehörigen und den behandelnden Ärzten ausführliche Gespräche. Die Würde des Patienten gebietet es aber auch, dass ihr Leiden durch einen Defi nicht unnötig verlängert wird. Am absehbaren Ende des Lebens kann es deshalb angezeigt sein, mit einem Patienten über eine Deaktivierung der Defibrillator-, nicht der Herzschrittmacher-Therapie, zu sprechen. Ist der Patient in seiner Haltung entschieden, schalten wir den Defi ab. Dazu kommen wir auch nach Hause oder ins Hospiz. Auch empfehlenswert – aber nicht zwingend notwendig – ist eine schriftlich niedergelegte Konsenserklärung zwischen Patient und Arzt. Gespräche über die Deaktivierung der Defibrillatortherapie sind einfacher, wenn man sich aus vielen Jahren einer Behandlung kennt."

Dr. med. Florian Reinke, Leitender Oberarzt in der Klinik für Kardiologie II: Rhythmologie am Universitätsklinikum Münster

---

12 Empfehlungen der Bundesärztekammer und der Zentralen Ethikkommission bei der Bundesärztekammer: Umgang mit Vorsorgevollmacht und Patientenverfügung in der ärztlichen Praxis. Deutsches Ärzteblatt 110, Heft 33-34 (19.08.2013), S. A1580-A1585

ANHANG

Hilfreiche Internetadressen

www.defi-liga.de
Postfach 41 01 42
48065 Münster
Tel. 0251 68667927
Eine hilfreiche Rundumseite für das Leben von Menschen mit Defibrillatoren sowie deren Angehörige und Freunde.

www.arvc-selbsthilfe.org
Fastlingerring 113
85716 Unterschleißheim
Tel. 0163 1847521
Hier können Sie Wissen teilen und im geschützten Rahmen Fragen stellen, gemeinsam Antworten finden und ein tieferes Verständnis für die eigene Situation entwickeln.

www.bar-frankfurt.de
Solmsstraße 18
60486 Frankfurt
Tel. 069 6050180
Die BAR fördert die Teilhabe von Menschen mit Behinderung, koordiniert und unterstützt das Zusammenwirken der Reha-Träger und informiert die Öffentlichkeit über Reha und Inklusion.

www.integrationsaemter.de
Landschaftsverband Rheinland
50663 Köln
Tel. 0221 8095390
Die Integrationsämter vermitteln Fachwissen und Know-how über die Arbeit des betrieblichen Integrationsteams.

www.deutsche-rentenversicherung.de
Ruhrstraße 2
10709 Berlin
Tel. 030 86589178
Alles Wissenswerte rund um die Rente mit Defi finden Sie hier.

www.notfall-id.de
Kleiststraße 33
46242 Bottrop
Tel. 02041 697719
Informationen über einen Notfallknopf für das Leben mit einem Defi.

www.autoanpassung.de
Haubachstraße 72
22765 Hamburg
Tel. 040 43187514
Seinen Alltag dem Defi anpassen, so auch das eigene Auto – Infos dazu finden Sie hier.

publikationen.dguv.de
Glinkastraße 40
10117 Berlin
Tel. 0301 30010
Alles zum Thema Unfallversicherung im Rahmen eines Lebens mit dem Defi.

www.bmas.de
Wilhelmstraße 49
10117 Berlin
Das Bundesministerium für Arbeit und Soziales gibt einen klaren Überblick über das Arbeitsleben mit einem Defibrillator und mögliche Einschränkungen seitens Arbeitsgeber und -nehmer.

www.bfs.de
Willy-Brandt-Straße 5
38226 Salzgitter
Tel. 0301 83330
Das Bundesamt für Strahlenschutz informiert umfangreich darüber, wie und wo elektrische, magnetische und elektromagnetische Felder unter anderem auf Defis einwirken können.

www.defi-forum.de
Das Defi-Forum ist deutschlandweit die wohl größte Internetplattform zum Austausch unter Defi-Patienten. Auch Angehörige und Freunde sind dort herzlich willkommen.

www.sovd.de
Als sozialpolitische Selbsthilfeorganisation setzt sich der Sozialverband Deutschland seit 1917 unabhängig von parteipolitischen und weltanschaulichen Interessen für die gesellschaftliche Teilhabe aller Menschen ein.

Stichwortverzeichnis

Bibliografische Information der Deutschen Nationalbibliothek
Die Deutsche Nationalbibliothek verzeichnet diese Publikation in der deutschen Nationalbibliografie; detaillierte bibliografische Daten sind im Internet über http://dnb.ddb.de/ abrufbar.

ISBN 978-3-8426-2983-7 (Print)
ISBN 978-3-8426-2984-4 (PDF)
ISBN 978-3-8426-2985-1 (EPUB)

Fotos:
Titelmotiv: Shutterstock.com/Ekkasit Rakrotchit
Stock.adobe.com: Henning Riediger: 13; Surachet Kedkittikhun: 26; kolonko: 27; Paul Klimek: 69; Daniel Ernst: 81; pikselstock: 82; weyo: 94; Kati Finell: 96; dream@do: 102; Racle Fotodesign: 107; contrastwerkstatt: 111, 130; yavyav: 114; bnenin: 118; blende11.photo: 123; Baan Taksin Studio: 139; lev dolgachov: 146; Monkey Business: 155; johannes hicks/EyeEm: 160;
Ilona Kamelle-Niesmann: 5, 16, 21, 22, 23, 38, 75
Foto Dr. med. Florian Reinke, S. 10: UKM, Fotozentrale
Abbildung S. 62/63: Patrick J. Lynch, medical illustrator; C. Carl Jaffe, MD, cardiologist. Fb78, Wikimedia Commons, lizenziert unter CreativeCommons-Lizenz by-sa-2.0-de, URL: http://creativecommons.org/licenses/by-sa/2.0/de/legalcode

Originalausgabe

Die Ratgebermarke der Schlüterschen Verlagsgesellschaft mbH & Co. KG
Hans-Böckler-Allee 7, 30173 Hannover
www.humboldt.de
www.schluetersche.de

Lektorat: Meike Key, KeyTextwork, Rueil-Malmaison
Layout: Groothuis, Lohfert, Consorten, Hamburg
Covergestaltung: ZERO, München
Satz: Die Feder, Konzeption vor dem Druck GmbH, Wetzlar
Druck und Bindung: Gutenberg Beuys Feindruckerei GmbH, Langenhagen